Orodispersible Minitabletten

–

Entwicklung und Charakterisierung einer neuen festen Darreichungsform für die Pädiatrie

Inaugural-Dissertation

zur Erlangung des Doktorgrades
der Mathematisch-Naturwissenschaftlichen Fakultät
der Heinrich-Heine-Universität Düsseldorf

vorgelegt von

Ines Stoltenberg
aus Haltern am See

Düsseldorf, Januar 2012

Bibliografische Information der Deutschen Nationalbibliothek
Die Deutsche Nationalbibliothek verzeichnet diese Publikation in der Deutschen Nationalbibliografie; detaillierte bibliografische Daten sind im Internet über http://dnb.d-nb.de abrufbar.
1. Aufl. - Göttingen : Cuvillier, 2012
Zugl.: Düsseldorf, Univ., Diss., 2012
978-3-95404-070-4

aus dem Institut für Pharmazeutische Technologie und Biopharmazie
der Heinrich-Heine Universität Düsseldorf

Gedruckt mit der Genehmigung der
Mathematisch-Naturwissenschaftlichen Fakultät der
Heinrich-Heine-Universität Düsseldorf

Referent: Prof. Dr. Jörg Breitkreutz

Koreferent: Prof. Dr. Peter Kleinebudde

Tag der mündlichen Prüfung: 26.01.2012

Nonnenstieg 8, 37075 Göttingen
Telefon: 0551-54724-0
Telefax: 0551-54724-21
www.cuvillier.de

1. Auflage, 2012
Gedruckt auf säurefreiem Papier
978-3-95404-070-4

Inhalt

Inhalt ... *V*

Abkürzungen ... *VIII*

1. Einleitung ... *1*

1.1. Arzneiformen zur oralen Anwendung bei Kindern ... 1

1.2. Minitabletten ... 5

1.3. Orodispersible Tabletten ... 7

1.4. Bedeutung der Modellarzneistoffe für die Pädiatrie ... 10

1.4.1. Hydrochlorothiazid ... 11

1.4.2. Zinksulfat ... 12

2. Ziele der Arbeit ... *14*

3. Ergebnisse und Diskussion ... *15*

3.1. Orodispersible Minitabletten mit Ludiflash® als Hilfsstoff ... 15

3.1.1. Einleitung ... 15

3.1.2. Arzneistofffreie orodispersible Minitabletten ... 16

3.1.2.1. Qualität der Modelle ... 17

3.1.2.2. Ergebnisse des statistischen Versuchsplans ... 18

3.1.3. ODMTs mit Ludiflash® und Hydrochlorothiazid ... 19

3.1.4. Untersuchung der Arzneistofffreisetzung ... 22

3.1.5. Zusammenfassung ... 24

3.2. Vergleich gebrauchsfertiger Hilfsstoffe zur Direkttablettierung ... 25

3.2.1. Einleitung ... 25

3.2.2. Röntgendiffraktometrische Untersuchungen ... 27

3.2.3. Pulvereigenschaften ... 28

3.2.4. Mechanische Stabilität und Kompaktibilität ... 31

3.2.5. Zerfallsuntersuchungen ... 34

3.2.6. Gehaltsbestimmung ... 36

3.2.7. Untersuchung der Arzneistofffreisetzung ... 37

3.2.8. Lagerungsstabilität ... 38

3.2.9. Zusammenfassung ... 42

3.3. Vergleich von physikalischen Mischungen und Trockengranulaten mit gebrauchsfertigen Hilfsstoffen ... 43

3.3.1. Einleitung ... 43

3.3.2. Fließverhalten ... 44

3.3.3. Mechanische Stabilität und Kompaktibilität ... 46

3.3.4. Zerfallsuntersuchungen ... 47

3.3.5. Gleichförmigkeit des Gehalts ... 50

3.3.6. Zusammenfassung ... 52

3.4. Orodispersible Minitabletten mit Geschmacksmaskierung 52
3.4.1. Einleitung 52
3.4.2. Auswahl der geschmacksmaskierenden Hilfsstoffe 53
3.4.3. Einfluss von Zinksulfat und Hilfsstoffen auf Bruchkraft und Benetzungszeit 54
3.4.3.1. Qualität der Modelle 56
3.4.3.2. Ergebnisse des statistischen Versuchsplans 57
3.4.4. Untersuchung der Zerfallseigenschaften bedingt durch Wechselwirkungen zwischen Arzneistoff und Hilfsstoff 58
3.4.5. Geschmacksuntersuchungen 63
3.4.5.1. Qualität der Modelle 66
3.4.5.2. Ergebnisse des statistischen Versuchsplans 67
3.4.6. Zusammenfassung 69
3.5. Zerfallstests für orodispersible Minitabletten 70
3.5.1. Einleitung 70
3.5.2. In-vivo Zerfallstest 72
3.5.3. Zerfallstest nach Europäischem Arzneibuch 73
3.5.4. Simulated Wetting Test 74
3.5.5. Zerfallstest mit dem Texture Analyser 75
3.5.6. Zerfallstest mit dem Electro Force® Instrument 76
3.5.7. Zerfallstest mit rotierendem Stempel 77
3.5.8. Einfluss des Zerfallsmediums 78
3.5.9. Einfluss der mechanischen Belastung 80
3.5.10. Durchführung, Endpunktbestimmung und Auswertung 80
3.5.11. Zusammenfassung 83
4. Zusammenfassung 84
5. Summary 86
6. Experimenteller Teil 88
6.1. Materialien 88
Weitere Substanzen 89
6.2. Methoden 90
6.2.1. Herstellungsmethoden 90
6.2.1.1. Herstellung der Pulvermischungen zur Tablettierung 90
6.2.1.2. Walzenkompaktierung 90
6.2.1.3. Herstellung der Minitabletten 91
6.2.1.4. Herstellung der großen Tabletten 91
6.2.2. Statistische Versuchsplanung (DoE) 91
6.2.3. Analytische Methoden 91
6.2.3.1. Rasterelektronenmikroskopie(REM) 91
6.2.3.2. Röntgendiffraktometrie 92
6.2.3.3. Laserdiffraktometrie 92
6.2.3.4. Bestimmung der Haufwerksdichte 92
6.2.3.5. Messungen mit der Ringscherzelle 92
6.2.3.6. Bestimmung der spezifischen Oberfläche 93

6.2.3.7. Dynamische Wasserdampfsorption/-desorption ... 93
6.2.3.8. Kontaktwinkelmessungen ... 93
6.2.3.9. Bestimmung der Porosität ... 94
6.2.3.10. Bruchkraft ... 94
6.2.3.11. Friabilität ... 94
6.2.3.12. Zerfallstests für orodispersible Minitabletten ... 95
6.2.3.13. Zerfallstests für große Tabletten ... 99
6.2.3.14. Freisetzungsmethoden ... 99
6.2.3.15. Gehaltsbestimmung mittels HPLC ... 100
6.2.3.16. Stabilitätsuntersuchungen ... 101
6.2.3.17. Analytische Methoden zur Evaluierung der Geschmacksmaskierung ... 101

7. Literatur ... 104

8. Publikationen ... 116

9. Danksagung ... 118

Abkürzungen

ADI	Acceptable Daily Intake
AV	Akzeptanzwert
BCS	Biopharmazeutische Klassifizierungssystem
CHMP	Ausschuss für Humanarzneimittel
d(p,q)	Euklidischer Abstand zwischen zwei Proben
EF	Electro Force® Instrument
EMA	Europäische Arzneimittelagentur
FAM	Fertigarzneimittel/Handelsprodukt
FDA	Food and Drug Administration
ffc	Fließfähigkeit
Gl.	Gleichung
HCT	Hydrochlorothiazid
HPLC	Hochleistungsflüssigkeitschromatographie
ICH	International Conference on Harmonisation
IQB	Interquartilsbreite
KI	Konfidenzintervall
n	Stichprobenumfang bzw. Anzahl der Messungen
n.b.	nicht bestimmt
NRF	Neues Rezeptur Formularium
MW	Mittelwert
ODMT	Orodispersible Minitablette
ODT	Orodispersible Tablette
PCA	Hauptkomponentenanalyse
Ph. Eur.	Europäisches Arzneibuch
PIP	Pädiatrisches Prüfkonzept
PUMA	Genehmigung für die pädiatrische Verwendung

Q^2	Qualität der Vorhersage des Modells
r	Korrelationskoeffizient
R^2	Bestimmtheitsmaß
REM	Rasterelektronenmikroskopie
r.F.	Relative Feuchte
s	Standardabweichung
SWT	Simulated Wetting Test
TA	Texture Analyser
USP	Amerikanisches Arzneibuch
VAS	Visuelle Analogskala
UNICEF	Kinderhilfswerk der Vereinten Nationen
U/min	Umdrehungen pro Minute
WHO	Weltgesundheitsorganisation
ε	Porosität
ρ_{Helium}	Heliumdichte
$\rho_{scheinbar}$	scheinbare Dichte
ρ_{Stampf}	Stampfdichte
$\rho_{Schütt}$	Schüttdichte

1. Einleitung

1.1. Arzneiformen zur oralen Anwendung bei Kindern

In 2007 trat eine neue EU-Verordnung über Kinderarzneimittel (Verordnung EG Nr. 1901/2006) in Kraft [EU-Verordnung, 2006]. Ziel dieser Verordnung ist die Qualitätsverbesserung der Arzneimittelversorgung von Kindern. Zum einen wurde der Industrie auferlegt, für jedes neu zuzulassende Arzneimittel ein pädiatrisches Prüfkonzept (PIP) zu entwickeln, das eine Entwicklungsstrategie für eine altersgerechte Darreichungsform enthalten muss. Zum anderen ermöglicht die Verordnung, das für Arzneistoffe, die bereits für Erwachsene zugelassen sind, bei Entwicklung einer kindgerechten Darreichungsform ein Verwendungsschutz (*Paediatric use marketing authorisation,* PUMA) erwirkt werden kann.

Die Entwicklung einer kindgerechten Darreichungsform stellt aufgrund der speziellen Anforderungen und Einschränkungen eine besondere Herausforderung dar. Kindgerechte Arzneimittel erfordern eine Darreichungsform, die einen angenehmen Geschmack aufweist, für Kinder einfach zu schlucken ist, unbedenkliche Hilfsstoffe beinhaltet sowie ein einfaches Dosierschema und Dosiersystem ermöglicht. Von Strickley et al. wurden 2008 17 verschiedene handelsübliche orale Darreichungsformen für Kinderarzneimittel beschrieben. Sie können in gebrauchsfertige Zubereitungen und solche, die noch zubereitet werden müssen, unterteilt werden. Zu den gebrauchsfertigen Zubereitungen gehören flüssige Darreichungsformen wie Lösungen, Sirupe und Suspensionen und feste Darreichungsformen wie Minitabletten, Kautabletten, orodispersible Tabletten, orodispersible Filme, Pulver und Granulate sowie spezielle Arzneiformen wie Lutscher, „Fruchtgummis“ und tablettenähnliche Matrizes, die mit Hilfe eines Dosiersystems individuell dosiert werden können [Garsuch 2009, Strickley et al. 2008, Wening 2011, Stoltenberg et al. 2010]. Darreichungsformen die vor der Anwendung einer Zubereitung bedürfen, sind beispielsweise Pulver, Pellets oder Tabletten zur Herstellung einer Suspension, konzentrierte Lösungen, die verdünnt werden müssen, Brausetabletten sowie Kapseln, die vor der Anwendung geöffnet und zum Beispiel mit Nahrungsmitteln oder Getränken gemischt werden [Stoltenberg et al. 2010, Strickley et al. 2008]. Die chemische und physikalische Stabilität dieser Arzneimittel muss vor und nach der Zubereitung gewährleistet sein, außerdem müssen genaue Herstellungsanweisungen verfügbar sein. Die Zubereitung durch nicht geschulte Personen wie z.B. Eltern, wie es in Deutschland üblich ist, ist kritisch zu sehen.

Tabelle 1. Modifizierte erweiterte Matrix altersgerechter peroraler Darreichungsformen empfohlen von CHMP/EMA und ergänzt durch Krause und Breitkreutz [2008] (grau unterlegt).

	Frühgeborene	Neugeborene (0-28 Tage)	Säuglinge/Kleinkinder (1 Monat-2 Jahre)	Vorschuldinder (2-5 Jahre)	Schulkinder (6-11 Jahre)	Jugendliche (12-16/18 Jahre)
Perorale Darreichungsformen						
Lösungen	2	4	5	5	4	4
Emulsionen/Suspensionen	2	3	4	5	4	4
Brausezubereitungen	2	4	5	5	4	4
Multipartikuläre Darreichungsformen	1	2	2	4	4	5
Pulver	1	2	4	4	4	4
Granulate	1	3	4	5	5	5
Pellets	1	3	4	5	5	5
Tabletten	1	1	1	3	4	5
Minitabletten	1	1	3	4	5	5
Kapseln	1	1	1	2	4	5
Filme mit verlängerter Freisetzung	1	1	2	3	4	5
Schnellzerfallenden Darreichungsformen						
Orodispersible Tabletten	1	3	4	5	5	5
Lyophilisate	1	3	4	5	5	5
Orodispersible Filme	1	3	4	5	5	5
Kautabletten	1	1	1	3	5	5

1 = keine Akzeptanz; 2 = Akzeptanz unter Vorbehalt; 3 = Akzeptanz; 4 = bevorzugte Akzeptanz; 5 = Darreichungsform der Wahl

Der Ausschuss für Humanarzneimittel (*Committee for Medicinal Products for Human Use*, CHMP) der Europäischen Arzneimittelagentur (*European Medicines Agency*, EMA) veröffentlichte 2006 im „*Reflection Paper: Formulations of Choice for the Paediatic Population*" eine Matrix zu altersgerechten Darreichungsformen. Eine Erweiterung dieser Matrix für die perorale Applikation wurde von Krause und Breitkreutz 2008 vorgeschlagen (Tabelle 1).

Neben der Einteilung nach Strickley et al. [2008] kann auch eine Einteilung nach flüssigen und festen Darreichungsformen erfolgen [Krause und Breitkreutz 2008]. Vorteile der flüssigen Darreichungsformen sind die gute Applizierbarkeit schon bei Neugeborenen (Tabelle 1) und die Möglichkeit der individuellen Dosierung nach Körpergewicht oder Körperoberfläche, unter Voraussetzung eines geeigneten Dosiersystems, das eine genaue Dosierung ermöglicht, z.B. einer oralen Spritze [Breitkreutz et al. 1999, Grießmann et al. 2007]. Als problematischer stellt sich die Auswahl an unbedenklichen Hilfsstoffen dar. Die meisten flüssigen Arzneimittel bedürfen eines Zusatzes an Konservierungsmittel, das möglicherweise starke unerwünschte Wirkungen bei Kindern bewirkt [Breitkreutz 2004]. Beispiele dafür sind Benzylalkohol, das bei Kindern neurotoxisch wirkt, sowie Parabene, die potente Allergene darstellen. Auch die Verwendung von Lösungsmitteln wie Propylenglykol, die bei Erwachsenen als wenig toxisch gelten, können bei Kindern zum Teil lebensbedrohliche unerwünschte Wirkungen auslösen. Es ist zu beachten, dass im Gegensatz zu Erwachsenen Kinder eine stärker durchlässige Blut-Hirn-Schranke aufweisen, die Reifung der Enzymausstattung noch nicht abgeschlossen und das Immunsystem noch nicht vollständig ausgebildet ist [Breitkreutz 2004]. Die unzureichende chemische Stabilität von Arzneistoffen in flüssigen Darreichungsformen stellt ein weiteres mögliches Problem dar [Barnscheid 2007]. Darüber hinaus ist die Geschmacksmaskierung von unangenehm schmeckenden flüssigen Zubereitungen schwierig zu erzielen [Nunn und Williams 2005]. Betrachtet man die Anwendung der Kinderarzneimittel in Entwicklungsländern, ist zusätzlich die geringe Verfügbarkeit von sauberem Wasser zu beachten. Die hohen Transport- und Lagerungskosten für flüssige Arzneimittel sowie die ungenügende chemische, physikalische und mikrobielle Stabilität während der Lagerung bei hohen Temperaturen sind ebenfalls kritisch zu betrachten. Dies sind einige der Gründe, die kürzlich einen Paradigmenwechsel von flüssigen hin zu festen oralen Darreichungsformen für Kinder bei der Weltgesundheitsorganisation (WHO) bewirkten. Es werden nun flexible orale Darreichungsformen gefordert, die für ältere und auch für jüngere Kinder eingesetzt werden können, wie z.B. (oro)dispersible Tabletten. Die Darreichungsform sollte zudem als Plattformtechnologie für verschiedene Arzneistoffe geeignet sein [WHO 2008, 2011a].

Aus pharmazeutisch-technologischer Hinsicht kann bei gebrauchsfertigen festen Zubereitungen zwischen monolithischen und multipartikulären Arzneiformen unterschieden werden. Zu den monolithischen Arzneiformen zählen klassischerweise herkömmliche Tabletten und Kapseln, wohingegen man unter multipartikulären Arzneiformen feste, kleindimensionierte Träger von Arzneistoffen versteht, die einen Bruchteil der benötigten Einzeldosis enthalten, wie z.B. Pellets oder Granulate [Breitkreutz 2004]. Diese klare Einteilung lässt sich auf die modernen, neuen Arzneiformen nicht uneingeschränkt übertragen.

Die Eignung von festen Darreichungsformen hängt von der Entwicklungsstufe des Kindes ab. So eignen sich die klassisch monolithischen Arzneiformen, wie große Tabletten erst für Kinder ab einem Alter von 6 Jahren [CHMP 2006]. Neben der Applizierbarkeit ergibt sich auch das Problem der unzureichenden Möglichkeiten der Dosisanpassung. Das Teilen von Tabletten führt häufig zu ungleichmäßigen Bruchstücken und mitunter potentiell toxischem Feinstaub [Breitkreutz 2004]. Wohingegen Hartkapseln, die multipartikuläre Zubereitungen als Füllmittel enthalten, vor der Applikation geöffnet und dann den Kindern appliziert werden können.

Multipartikuläre Arzneiformen stellen alternative Darreichungsformen für jüngere Kinder dar. Säuglinge bzw. Kleinkinder ab sechs Monaten sind bereits in der Lage, kleine, weiche Partikel zu schlucken [Bowles et al. 2010]. Multipartikuläre und orodispersible Arzneiformen, die direkt im Mund innerhalb weniger Sekunden in Partikel zerfallen, stellen daher eine geeignete feste Darreichungsform für Kinder ab sechs Monaten dar. Die Ergänzung der Matrix zu altersgerechten Darreichungsformen [Krause und Breitkreutz 2008] mit schnellzerfallenden Arzneiformen als akzeptable feste Darreichungsform für Säuglinge und Kleinkinder stellt somit eine sinnvolle Erweiterung dar (Tabelle 1).

Minitabletten können aufgrund ihrer Größe zu den multipartikulären Arzneiformen gezählt werden [Lennartz und Mielck 1998]. Wenn jedoch eine einzelne Minitablette die insgesamt zu verabreichende Dosis enthält, lässt sie sich nicht mehr in dieses Schema einteilen. Eine Akzeptanzstudie belegte, dass Minitabletten mit einem Durchmesser von 3 mm bereits bei Kindern ab 4 Jahren sicher und mit einer hohen Akzeptanz angewendet werden können [Thomson et al. 2009]. Eine kürzlich durchgeführte Studie des eigenen Arbeitskreises belegte die Akzeptanz von 2 mm Minitabletten schon bei Kindern ab 6 Monaten [Spomer et al. 2012].

Die Auswahl geeigneter Hilfsstoffe für feste Darreichungsformen für Kinder ist größer als bei flüssigen. Eine Übersicht über die Eignung oder Bedenklichkeit von Hilfsstoffen ist bei Breitkreutz und Boos [2007] und speziell für Hilfsstoffe in festen oralen Darreichungsformen bei Stoltenberg et al. [2010] nachzulesen.

Die Akzeptanz herkömmlicher Minitabletten ist bei kleinen Kindern gegeben, könnte jedoch bei Anwendung orodispersibler Minitabletten (ODMTs) verbessert werden. Deshalb sollten in der vorliegenden Arbeit sollten ODMTs entwickelt werden. Beurteilt man diese neue Darreichungsform hinsichtlich ihrer Eignung für die Anwendung bei Kindern lassen sich folgende Aussagen treffen: Aufgrund der geringen Größe und des schnellen Zerfalls im Mund in kleine, weiche Partikel sollte eine sichere Applizierbarkeit bei Kindern ab 6 Monaten gegeben sein. Außerdem wird eine flexible Anpassung der Dosis durch das Abzählen einzelner ODMTs ermöglicht. Die Verwendung von etablierten Hilfsstoffen ist ein weiterer vorteilhafter Aspekt. Aufgrund der Herstellung unter Verwendung von Standardtablettenpressen, sowie der kostengünstigen Lagerung und Transport eignet sich die ODMT darüber hinaus auch als pädiatrische Arzneiform für Entwicklungsländer.

1.2. Minitabletten

Tabletten sind die am häufigsten verwendete Arzneiform zur oralen Anwendung. Sie bieten als Vorteile eine kostengünstige Herstellung, eine einfache Anwendbarkeit und hohe Akzeptanz beim Patienten.

Als Minitabletten werden Komprimate mit einem Durchmesser von maximal 3,0 mm bezeichnet [Lennartz und Mielck 1998]. Die Produktion von Minitabletten kann mit Hilfe handelsüblicher Rundläufertablettenpressen und Mehrfach-Minitablettenstempeln erfolgen. Bedingt durch den Herstellungsprozess weisen bikonvexe Minitabletten eine gleichmäßige, annähernd sphärische Form auf. Die Varianz der Abmessungen bei den Minitabletten ist gering und die Homogenität höher als beispielweise bei Pellets. Problematisch für die Minitablettierung können die Belastbarkeit der Stempelwerkzeuge und die Fließeigenschaften der Tablettiermischungen sein [Flemming und Mielck 1995].

Schlecht tablettierbare Arzneistoffe wie Paracetamol, Ibuprofen und Pankreatin, die sich nicht, oder nur schlecht zu herkömmlichen Tabletten verarbeiten lassen, konnten jedoch zu bikonvexen Minitabletten verpresst werden [Pich und Moest 1989, Lennartz 1998, Röttger 2010, Tißen 2011]. Darüber hinaus wurde eine deutlich reduzierte Deckeltendenz beobachtet. Begründet wurden die verbesserten Tablettiereigenschaften mit einer höheren Energieübertragung des Stempelwerkzeugs auf die Minitabletten im Vergleich zu herkömmlichen Tabletten. Darüber hinaus sind die Randbereiche hochverdichtet, was durch das bei Minitabletten größere Verhältnis von Oberfläche zum Volumen verursacht wird.

Bisher wurden Minitabletten für die orale Anwendung vor allem als multipartikuläre Arzneiform betrachtet und sind in dieser Form in der Literatur beschrieben und als Handelspräparate auf dem Markt [Fleischmann 2005, Kraas 2005, Mittwollen 2002, Tißen 2011]. Die Dosierung und Applikation kann mit verschiedenen Hilfsmitteln wie z.B. Dosierlöffeln erfolgen. Meist werden die Minitabletten in Kapseln oder Sachets abgefüllt.

Bei den in der Literatur beschriebenen Entwicklungen handelt es sich zum einen um überzogene Minitabletten [Munday und Fassihi 1989, Vetter et al. 2010] sowie Matrixminitabletten [De Brabander et al. 2000, Jambwa et al. 2011, Krenzlin et al. 2011, Siepe et al. 2008, Sunil et al.

2011], die eine kontrollierte Arzneistofffreisetzung aufweisen. Darüber hinaus entwickelte Tißen [2011] überzogene Minitabletten mit dem zusätzlichen Ziel einer Geschmacksmaskierung. Ein weiterer Ansatz ist die Kombination von Minitabletten mit unterschiedlichen Freisetzungseigenschaften, sowie das Verpressen von Minitabletten mit verlängerten Freisetzungseigenschaften in eine schnell freisetzende Tablettenmatrix, um biphasische Freisetzungsprofile zu erlangen [Ishida et al 2008, Li und Zhu 2004, Lingam et al. 2008, Lopes et al. 2006, Patel et al. 2011].

Die Direkttablettierung zählt zu den zeit- und kostengünstigsten Herstellungsmethoden. Die Verarbeitung von Pulvern zu Minitabletten erfordert jedoch eine gute Fließfähigkeit wie auch Kompaktibilität der Pulvermischungen. Erfolgreich gezeigt werden konnte die Direkttablettierung von 90 % Chininhydrochlorid und 90% Enzinanextrakt zu 1 mm und 2 mm Minitabletten [Tißen 2011], von 60 % Mesalazin zu 2 mm Minitabletten [Krenzlin et al. 2011], von 50 % Paracetamol zu 1,5 mm, 2 mm und 3 mm Minitabletten [Lennartz und Mielck 1998] sowie von 85 % Ibuprofen zu 2,5 mm Minitabletten. Für die Tablettierung von 30 % eines autoadhäsiven schlecht fließenden Wirkstoffs, Sultiam, wurde statt einer Direkttablettierung eine Feuchtgranulierung durchgeführt [Kraas 2005]. Es wurden darüber hinaus im Rahmen der eigenen Arbeit 2 mm Minitabletten mit Methylenblau und einem gebrauchsfertigen co-prozessierten Hilfsstoff direkttablettiert [Hodzic 2011].

Die Gabe einzelner Minitabletten als eine niedrigdosierte, kindgerechte Darreichungsform wurde bisher nur von Thomson et al. [2009] und Spomer et al. [2012] näher untersucht. Damit eine solche Anwendung sicher ist, sollte die Dosierung einer genauen Anzahl an Minitabletten möglich sein. Die Dosierung könnte mit Hilfe eines Dosiersystems erfolgen, das eine Einzeleinheit pro Aktivierung freigibt. Entwicklungen dazu gibt es schon seit den 1940er Jahren [Wening 2011]. Problematisch wird es, wenn mehrere Minitabletten für eine Einzeldosis freigegeben und abgezählt werden müssen, da dies ein hohes Fehlerpotential birgt. Die Dosierung ist flexibler und sicherer, wenn hierbei Systeme verwendet werden, die eine frei wählbare Anzahl an Minitabletten freigeben können. Ein Gerät, das dies ermöglicht, beruht auf einer rotierenden Scheibe mit Bohrungen, die in eine ausgewählte Position gebracht werden, wodurch eine Anzahl an Minitabletten ausgewählt wird [Breitkreutz und Wazlawik 2005]. Die Minitabletten werden durch eine Röhre automatisch freigeben. Jedoch können auch bei diesem System Dosierungsfehler durch Blockaden der Näpfe auf der Lochscheibe auftreten. Das sicherste, jedoch auch kostenintensivste System stellt ein elektronischer Minitabletten-Spender dar, der nach einem ähnlichen Konzept funktioniert, jedoch automatisch die korrekte Ausführung überprüft [Bredenberg et al. 2003]. Ein vielversprechender Prototyp für ein neues Dosiersystem für Minitabletten wurde kürzlich von der Firma Balda Medical entwickelt [Eilers 2011].

Die Direkttablettierung mit gebrauchsfertigen co-prozessierten Hilfsstoffen zu Minitabletten wird in dieser Arbeit erstmals untersucht.

1.3. Orodispersible Tabletten

Orodispersible Arzneiformen werden in die Mundhöhle des Patienten gegeben, wo sie schnell in eine Vielzahl kleiner Partikel zerfallen. Der Zerfall erfolgt in der Regel innerhalb weniger Sekunden. In den letzten Jahren wurden zahlreiche neue Arzneizubereitungen zum raschen Zerfall in der Mundhöhle entwickelt, patentiert und in den Markt eingeführt [Liang und Chen 2001, Breitkreutz 2010]. Dazu zählen Lyophilisate, orodispersible Filme und orodispersible Tabletten (ODTs). Einsatzmöglichkeiten liegen unter anderem bei geriatrischen Patienten und bei Patienten, die unter Schluckbeschwerden leiden. Außerdem ist eine Einnahme ohne Wasser möglich, so dass auch Patienten, die zum Anwendungszeitpunkt keinen Zugang zu Getränken haben, das Arzneimittel problemlos einnehmen können. Kinder sind ebenfalls eine wichtige Zielgruppe, da gerade junge Kinder noch nicht in der Lage sind, herkömmliche Tabletten zu schlucken. Eine klinische Studie zeigte, dass Kinder zwischen 2 und 12 Jahren jedoch die Einnahme orodispersibler Tabletten akzeptieren [Rancé et al. 2004]. Vorteile gegenüber herkömmlichen Tabletten gibt es auch bei bestimmten Erkrankungen, wie z.B. bei einem akuten Migräneanfall oder chronischem Erbrechen. Es sollte berücksichtigt werden, dass bei Wirkstoffen, die bereits über die Mundschleimhaut resorbiert werden, sich die Pharmakokinetik nach Gabe einer orodispersiblen Arzneiform verändern kann [Breitkreutz 2010]. Wünschenswerte Charakteristika orodispersibler Arzneiformen sind ein schneller Zerfall in einer geringen Flüssigkeitsmenge, ein akzeptabler Geschmack und Mundgefühl, ausreichende Bruchfestigkeit, eine geringe Empfindlichkeit gegenüber Feuchtigkeit sowie eine hohe Arzneistoffbeladung [Fu et al. 2004].

ODTs besitzen im Vergleich zu Lyophilisaten zum Einnehmen und orodispersiblen Filmen einige Vorteile. So weisen sie im Gegensatz zu Lyophilisaten eine hohe mechanische Stabilität auf, wodurch Weiterverarbeitung, Verpackung und Transport kein Problem darstellen. Die durch Gefriertrocknungstechnologien (z.B. Zydis®, Scherer DDS) hergestellten Produkte führen zwar zu einem schnellen Zerfall, besitzen jedoch eine geringe mechanische Festigkeit und eine hohe Friabilität [Seager 1998]. Darüber hinaus werden einigen Lyophilisaten Konservierungsmittel zugesetzt, um einer Verkeimung der Wirkstofflösung im Herstellungsprozess vorzubeugen. Gerade bei der Beurteilung der Eignung für Kinder sollte die Verwendung von Konservierungsmitteln berücksichtigt werden (1.1). Im Vergleich zu orodispersiblen Filmen weisen ODTs zum einen Vorteile bezüglich der Herstellung auf. Zur Herstellung von Filmen werden spezielle Geräte wie eine Filmziehbank (*Solvent Casting-Methode)* oder ein Extruder (*Schmelzextrusion*) benötigt [Hoffmann et al. 2011], während bei der Tablettierung auf Standardgeräte pharmazeutischer Unternehmen (Mischer, Tablettenpresse) zurückgegriffen werden kann. Darüber hinaus werden für die Herstellung von Filmen gewöhnlich organische Lösungsmittel verwendet, die als Restlösemittel im Film zurückbleiben können, was hinsichtlich der Toxizität kritisch für die Anwendung bei Kindern zu bewerten ist. Lyophilisate und orodispersible Filme erfordern zudem eine spezielle luft- und wasserdichte Verpackung.

Die deutsche Ausgabe des Europäischen Arzneibuchs (Ph. Eur.) verwendet für ODTs den irreführenden Begriff „Schmelztabletten" und definiert sie als „nicht überzogene Tabletten, die im Mund behalten werden, wo sie sich schnell verteilen, bevor sie geschluckt werden". Zur Charakterisierung wird der Zerfallstest nach Ph. Eur. 2.9.1 mit einer Zerfallszeit von <3 min herangezogen. Die amerikanische *Food and Drug Administration* (FDA) beschreibt ODTs als eine feste Darreichungsform, die Arzneistoffe enthält und schnell, innerhalb weniger Sekunden, im Mund zerfällt, nachdem sie auf die Zunge gelegt worden ist [Center for drug evaluation and research (CDER) 2008]. Die FDA gibt eine maximale Zerfallszeit von 30 s unter Verwendung des Zerfallstest des Amerikanischen Arzneibuchs (USP) vor. Die Eignung der beschriebenen Zerfallstests für orodispersible Arzneiformen, im speziellen für die neu entwickelten ODMTs, wird in dieser Arbeit näher untersucht.

Es gibt verschiedene Methoden, zur Herstellung von ODTs, z.B. mittels Sublimation, Gießen *(Moulding)* und Tablettierung. Eine Vielzahl der Technologien wurden in der Vergangenheit patentiert (Tabelle 2) und für eine Reihe von Handelsprodukten verwendet [Ghosh et al. 2011, Jeong et al. 2005, Shukla et al. 2009a]. Neben den patentierten Technologien gehört die Direkttablettierung von Füllmittel, Bindemittel, Sprengmittel und Schmiermittel zu den einfachsten und kosteneffektivsten Herstellungsweisen für ODTs. Der am häufigsten verwendete Hilfsstoff ist der Zuckeralkohol Mannitol, der sich durch eine geringe Hygroskopizität, eine moderate Süßkraft und ein angenehmes Mundgefühl auszeichnet [Bauer 2000, Breitkreutz et al. 2010], jedoch eine schlechte Fließfähigkeit und Tablettierbarkeit sowie eine Klebeneigung an den Stempelflächen zeigt [Bauer 2000]. Daher ist die Verwendung modifizierter Mannitolqualitäten zu empfehlen.

Tabelle 2. PatentierteTechnologien für die Herstellung von ODTs, (modifiziert nach Ghosh et al. [2011], Jeong et al. [2005] und Shukla et al. [2009a])

Patentierte Technologie	Firma	Kurzbeschreibung
Flashtab®	Ethypharm	mikroverkapselter Arzneistoff und Hilfsstoffgranulat
OraSolv®	Cima Labs	Brausereagenzien, Mikropartikel, geringe Bruchkraft
DuraSolv®	Cima Labs	siehe OraSolv®, höhere Bruchkraft
Wowtab®	Yamanouchi	Kombination aus zwei verschiedenen Saccharid- Typen
Ziplets®	Eurand	Kombination aus wasserunlöslichem anorganischem Hilfsstoff und Sprengmittel
AdvaTab®	Eurand	Geschmacksmaskierung und kontrollierte Arzneistoff-Freisetzung
Flashdose®	Fuisz	Herstellung: Spinnverfahren, faserige kristalline Struktur
OraQuick®	KV Pharmaceuticals	Mikroverkapselung
Frosta®	Akina	Kombination aus hochplastischem Granulat und Wasserpenetrationsförderer

Eine Möglichkeit zur Verbesserung der Mannitolqualitäten für die Direkttablettierung zu ODTs stellt die Co-Prozessierung dar. Als Co-Prozessierung bezeichnet man die Verarbeitung von zwei oder mehreren Hilfsstoffen, durch Co-Sprühtrocknung oder Co-Sprühgranulierung [Nachaegari und Bansal 2004, Gohel und Jogani 2005, Saha und Shahiwala 2009]. Ziel ist es, durch Synergie-Effekte eine Verbesserung der Funktionalität zu erzielen, sowie die Maskierung der unerwünschten Eigenschaften der einzelnen Hilfsstoffe und somit eine Überlegenheit gegenüber der physikalischen Mischung zu erreichen [Saha und Shahiwala 2009]. Es resultieren gebrauchsfertige co-prozessierte Hilfsstoffe, die den Zusatz eines Schmiermittels erfordern. Die Zahl der Herstellungsschritte ist somit reduziert (kein Granulationsschritt). Verschiedene co-prozessierte gebrauchsfertige Hilfsstoffe für die Direkttablettierung von ODTs sind in der Literatur beschrieben und im Handel erhältlich [Berthourmie et al. 2010, Chaudhary et al. 2010, Kruse et al. 2008, Ohrem und Ognibene 2009, Tillotson et al. 2009].

Sie erfordern den Zusatz des Wirkstoffs und eines Schmiermittels und können nach dem Mischen direkttablettiert werden. Bei den Grundbausteinen handelt es sich meistens um Mannitol und ein Sprengmittel. Das verwendete Sprengmittel hat einen großen Einfluss auf den Zerfall der ODTs. Eingesetzt werden hierfür häufig sogenannte *Superdisintegrants* in vergleichsweise hohen Konzentrationen von 5-10 %. Bei den *Superdisintegrants* handelt es sich um effektive Sprengmittel, die die Tablettierbarkeit der Mischung nur gering beeinflussen. Dazu zählen Crospovidon, Croscarmellose-Natrium und Natriumstärkeglykolat [Ritschel und Bauer-Brandl 2002]. Zusätzlich werden zum Teil Fließregulierungsmittel mit verarbeitet sowie Substanzen, die die Tablettierbarkeit verbessern (z.B. Sorbitol oder Mikrokristalline Cellulose). Die WHO [2008] empfiehlt die Verwendung von standardisierten Hilfsstoffen sowie gebrauchsfertigen Hilfsstoffmischungen für eine einfache Handhabung für den Hersteller bei der Produktion von Kinderarzneimitteln für Entwicklungsländer.

Die Verwendung von gebrauchsfertigen co-prozessierten Hilfsstoffen im Vergleich zu physikalischen Mischungen für die Herstellung von orodispersiblen Minitabletten wird in dieser Arbeit zum ersten Mal untersucht.

1.4. Bedeutung der Modellarzneistoffe für die Pädiatrie

1.4.1. Unentbehrliche Arzneimittel für Kinder

Seit 2007 wird eine Liste der unentbehrlichen Arzneimittel für Kinder im Alter von bis zu 12 Jahren (*Model List of Essential Medicines for Children)* von der Weltgesundheitsorganisation (WHO) mittlerweile in der dritten Auflage, herausgegeben [WHO, 2011b]. Die Liste enthält die wichtigsten Wirkstoffe, mit denen die pädiatrische Bevölkerung versorgt sein sollte. Die Wirkstoffe sind unterteilt in die *Core List* und die *Complementary List.* Die *Core List* enthält die effizientesten, sichersten und kosteneffektivsten Wirkstoffe. Die *Complementary List* führt Wirkstoffe für Krankheiten auf, die eine spezielle Diagnostik oder spezielle Therapien erfordern sowie kostenintensivere Substanzen.

Im Rahmen dieser Arbeit wurden niedrigdosierte Modellarzneistoffe ausgewählt, die zu den *Essential Medicines for Children* zählen. Zinksulfat ist in der *Core List* und Hydrochlorothiazid (HCT) in der *Complementary List* aufgeführt.

1.4.2. Hydrochlorothiazid

Bei HCT handelt es sich um ein Thiazid-Diuretikum, das in der Pädiatrie bei bronchopulmonaler Dysplasie, pulmonalem Hypertonus, Diabetes insipidus renalis, Aszites und Herzinsuffizienz in divergierenden Dosierungen eingesetzt wird [Van der Vorst et al. 2006, Barnscheid 2007]. Laut Van der Vorst et al. [2006] liegt die Tagesdosis bei Kindern unter 6 Monaten bei 2-3,3 mg/kg und bei Kindern ab 6 Monaten bei 2 mg/kg. Weitere Literaturangaben zur Dosierung sind in Abbildung 1 dargestellt. Die am geringsten dosierte HCT-Tablette, die als Fertigarzneimittel in Deutschland verfügbar ist, enthält 12,5 mg Arzneistoff und ist teilbar, so dass eine minimale Einzeldosis von 6,25 mg zugänglich ist. Diese Menge entspricht einer Einzeldosis für Kinder mit einem Körpergewicht von 5 bis 6 kg. Kinder, die eine abweichende Dosis benötigen, können damit nicht versorgt werden.

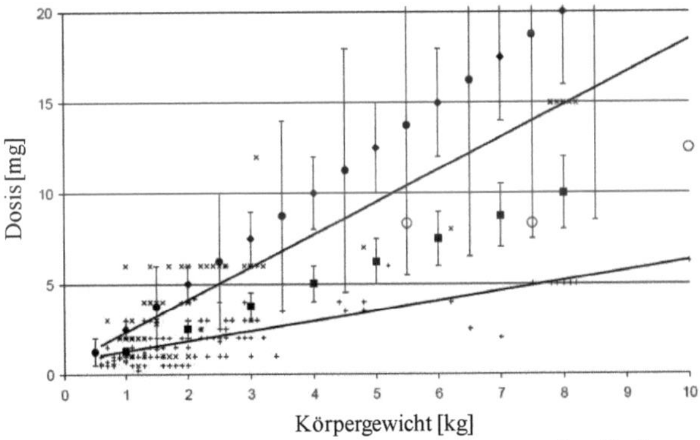

\+ Einzeldosierungen, x Tagesdosierungen der Studie zu Verschreibungen von Rezepturarzneimitteln in deutschen Krankenhäusern [Barnscheid 2007] sowie deren jeweilige Linearisierung—;
Literaturangaben:
○ Pädiatrische Dosistabellen, (Einzeldosis=Tagesdosis);
● Fakten! Arzneimittel in der Pädiatrie, (Einzeldosis=Tagesdosis);
■ Einzeldosis nach Arzneimitteltherapie und Ernährung im Kindesalter;
♦ Tagesdosis nach Arzneimitteltherapie und Ernährung im Kindesalter.

Abbildung 1. Hydrochlorothiazid-Dosierungen, die als Rezepturarzneimittel in deutschen Krankenhäusern in 2006 verschrieben wurden, im Vergleich zu Literaturempfehlungen (modifiziert nach Barnscheid 2007).

Eine Studie zu Verschreibungen von Rezepturarzneimitteln für Kinder in deutschen Krankenhäusern, die in 2006 durchgeführt wurde, zeigte, dass in 75% der untersuchten Krankenhäuser pädiatrische Dosierungen von HCT benötigt wurden, die nicht durch Fertigarzneimittel abgedeckt werden konnten [Barnscheid 2007]. Die hohe Differenz zwischen den tatsächlichen Dosierungen auf den Verschreibungen und den Literaturempfehlungen ist in Abbildung 1 zu erkennen.

In den Krankenhäusern erfolgte die Therapie hauptsächlich mit Hartkapseln als Arzneiform, die vor der Anwendung ausgefüllt werden. Im Neuen Rezeptur Formularium (NRF) sind Hydrochlorothiazid-Kapseln mit Dosierungen von 0,5 mg, 1 mg, 2 mg und 5 mg zur Anwendung in der Pädiatrie monographiert [Neues Rezeptur Formularium 2010]. Bei der Herstellung der Kapseln bestehen jedoch Defizite hinsichtlich der Dosiergenauigkeit [Barnscheid 2007].

Darüber hinaus sind in der Literatur verschiedene Rezepturen für kindgerechte flüssige Zubereitungen beschrieben worden [Bruns und Lemcke 2001, Griffiths et al. 2000], die jedoch auf Grund von Stabilitätsproblemen und Dosierungsungenauigkeiten, nicht ohne Einschränkung eingesetzt werden können. Barnscheid [2007] entwickelte eine Hydrochlorothiazid-Lösung, die den Anforderungen an eine kindgerechte Zubereitung gerecht wurde. Jedoch konnte eine Lagerstabilität nicht über einen, für ein Fertigarzneimittel ausreichenden Zeitraum sichergestellt werden.

Somit besteht der Bedarf für ein niedrigdosiertes, kindgerechtes Arzneimittel mit HCT, welches die Stabilität des Wirkstoffs während der Lagerung gewährleistet und eine exakte Dosierung ermöglicht.

1.4.3. Zinksulfat

Durchfall ist weltweit die zweithäuftigste Todesursache bei Kindern [UNICEF, WHO 2009]. Lebensbedrohliche Durchfallerkrankungen sind aufgrund des Mangels an sauberem Trinkwasser und Hygiene sowie des insgesamt schlechteren Gesundheits- und Ernährungszustands vor allem in den Entwicklungsländern verbreitet.

Die WHO und das Kinderhilfswerk der Vereinten Nationen (UNICEF) empfehlen Zink in Kombination mit einer oralen Rehydratationslösung gegen Durchfallerkrankungen [WHO 2007]. In klinischen Studien konnte gezeigt werden, dass die Gabe von Zink die Sterblichkeitsrate aufgrund von Durchfallerkrankungen um 23 % senkt [Walker und Black 2010]. Die Dosis liegt bei 10 mg Zink/Tag bei Kindern zwischen 1 und 5 Monaten und 20 mg Zink/Tag bei Kindern zwischen 6 und 59 Monaten [Walker und Black 2010]. Die WHO fordert die Entwicklung von Tabletten mit Zink, die in einem geringen Volumen (5 ml) an Wasser oder Muttermilch in weniger als einer Minute zerfallen, damit auch Säuglinge und Kleinkinder damit versorgt werden können [WHO 2007].

Zinksulfat ist das am häufigsten verwendete Zink-Salz, da es im Vergleich zu anderen Salzen das preisgünstigste ist und in klinischen Studien vergleichbare Ergebnisse wie teurere Zink-Salze erzielt [WHO 2007]. Im Europäischen Arzneibuch (Ph. Eur.) sind drei verschiedene Zinksulfat-Hydrate beschrieben: Monohydrat, Hexahydrat und Heptahydrat. Das Heptahydrat wandelt sich oberhalb von 39°C in das Hexahydrat um. Beide Hydrate neigen unter Abgabe von Wasser zu „Verwitterung" an der Luft. Im Vergleich dazu ist das Monohydrat stabil und verliert erst oberhalb von 240°C sein Kristallwasser [Ph. Eur. Kommentar 2010]. In der vorliegenden Arbeit wurde ausschließlich Zinksulfat-Monohydrat verwendet.

Zinksulfat-Monohydrat ist gut löslich in Wasser (350 g/l bei 20°C) und weist einen stark bitter-metallischen Geschmack und einen unangenehmen Nachgeschmack auf, der maskiert werden sollte, damit Kinder die Einnahme nicht verweigern [WHO 2007].

Bis heute fordern UNICEF und WHO zur Entwicklung und Produktion kindgerechter, geschmacksmaskierter Darreichungsformen mit Zink auf [UNICEF, WHO 2009].

2. Ziele der Arbeit

Die WHO regte 2008 einen Paradigmenwechsel von flüssigen hin zu festen oralen Darreichungsformen für Kinder an. Darauf basierend war das primäre Ziel der vorliegenden Arbeit die Entwicklung einer festen, flexibel dosierbaren, oralen Darreichungsform, die schon für kleine Kinder ab 6 Monaten geeignet ist. Die Kombination aus orodispersibler Tablette und Minitablette zu einer neuen Darreichungsform, der orodispersiblen Minitablette (ODMT), sollte untersucht werden.

Zunächst sollte die Eignung verschiedener gebrauchsfertiger co-prozessierter Hilfsstoffe für die Direkttablettierung zu ODMTs untersucht werden (Kapitel 3.1, 3.2). Des Weiteren sollte ein Vergleich zu physikalischen Mischungen bzw. durch Walzenkompaktierung hergestellten Granulaten mit einer vergleichbaren Zusammensetzung erfolgen (Kapitel 3.3).

Die Anwendbarkeit der ODMTs für zwei Modellarzneistoffe der *WHO-List of Essential Medicines for Children,* Hydrochlorothiazid und Zinksulfat, für die ein besonderer Bedarf an kindgerechten Arzneimitteln gegeben ist, stand im Mittelpunkt der Untersuchungen. Die neue Darreichungsform ODMT und die hergestellten Chargen sollten darüber hinaus umfassend charakterisiert werden.

Die ODMT-Zubereitung mit dem unangenehm schmeckenden Zinksulfat sollte, begleitet von Untersuchungen mit einem Probandenkollektiv und mit einer kommerziell erhältlichen elektronischen Zunge, als geschmacksmaskierte Zubereitung entwickelt werden. (Kapitel 3.4)

Der schnelle Zerfall der Arzneiform wurde als das wichtigste Charakteristikum definiert. Somit war die Evaluation einer geeigneten Methode zur Untersuchung der sehr kurzen, mit den bisherigen Methoden nicht zu detektierenden Zerfallszeiten der ODMTs ein weiteres Ziel der vorliegenden Arbeit (Kapitel 3.5)

3. Ergebnisse und Diskussion

3.1. Orodispersible Minitabletten mit Ludiflash® als Hilfsstoff

3.1.1. Einleitung

Primäres Ziel der vorliegenden Arbeit war die Entwicklung und Herstellung einer neuen kindgerechten festen Arzneiform, der orodispersiblen Minitablette: Zur Direkttablettierung werden heutzutage gebrauchsfertige co-prozessierte Hilfsstoffe angeboten, die einen einfachen und qualitätsgesicherten Herstellungsprozess erlauben. Zu diesen gebrauchsfertigen Hilfsstoffe gehört Ludiflash® der Firma BASF, das mittels Sprühgranulierung bzw. Sprühtrocknung von Mannitol und Crospovidon mit einer Polyvinylacetat-Dispersion hergestellt wird [Kolter et al. 2008]. Die Verwendung von Ludiflash® für die Direkttablettierung von orodispersiblen Tabletten (ODTs) ist bereits in der Literatur beschrieben [Hoffmann 2009, Kruse et al. 2008]. Die beschriebenen Ergebnisse weisen auf einen guten Zerfall bei gleichzeitig hoher mechanischer Stabilität der Tabletten hin. Des Weiteren wurde der Einsatz von Ludiflash® als Pelletierhilfsstoff bei der Feuchtextrusion/Späronisation untersucht [Roblegg et al. 2011]. Die ca. 1,6 mm großen Pellets zeigten jedoch eine niedrige Zerfallsgeschwindigkeit. Um die Eignung von Ludiflash® für die Herstellung von ODMTs zu untersuchen, wurden Versuche zur Rezeptur- und Prozessparameterfindung durchgeführt. Hierbei wurden zwei Schmiermittel miteinander verglichen (Magnesiumstearat und Natriumstearylfumarat) und der Einfluss der Presskraft untersucht. Es wurde ein 2^3-Versuchsplan mit zwei Wiederholungen im Zentralpunkt durchgeführt. Ein möglichst schneller Zerfall im Mund sowie eine ausreichende mechanische Stabilität nach Lagerung waren die Zielparameter bei der Entwicklung. Für die Untersuchungen wurden ODMTs mit unterschiedlichen Anteilen an HCT sowie ohne Wirkstoff hergestellt. Es wurde die Herstellung von ODMTs mit pädiatrischen Einzeldosierungen an HCT, die zwischen 0,25 mg und 7 mg liegen, untersucht [Barnscheid 2007]. Außerdem wurde der Einfluss einer Zugabe des Sprengmittels Crospovidon auf das Zerfallsverhalten im Mund durch die Untersuchung der Benetzungszeit mit Hilfe des Simulated Wetting Test (SWT) (6.2.3.12.2) bestimmt. Eine Erhöhung der Zerfallsgeschwindigkeit von ODTs mit Ludiflash® durch den Zusatz von Crospovidon (Kollidon® CL-SF) wurde bisher in der Literatur kontrovers diskutiert. Kruse et al. [2008] zeigten eine Verkürzung der Zerfallszeit von 8 mm ODTs mit 3 % Loperamidhydrochlorid als Arzneistoff bei einem Zusatz von

1 % und 2 % Kollidon® CL-SF unter Verwendung hoher Presskräfte. Dagegen führte in einer Arbeit zu 12,5 mm ODTs mit 2,5 % Selegilinhydrochlorid der Zusatz von 2 % bis 5 % Kollidon® CL-SF bei Verwendung einer geringen Presskraft zu einer Verlängerung der Zerfallszeit [Hoffmann 2009].

3.1.2. Arzneistofffreie orodispersible Minitabletten

3.1.2.1. Zielgrößen und Faktoren

Die Zielgrößen des vollfaktoriellen Versuchsplans waren Bruchkraft (6.2.3.10) und Benetzungszeit (6.2.3.12.2). Die Untersuchungen zur Bruchkraft sollten eine Aussage über die mechanische Stabilität der ODMTs liefern und die Benetzungszeit einen Hinweis auf die Zerfallszeiten im Mund.

Tabelle 3. Übersicht der Faktoren und Faktorstufen

Faktor	**Faktorstufe**		
	-1	**0**	**1**
Schmiermittel	Natriumstearylfumarat	Natriumstearylfumarat	Magnesiumstearat
Schmiermittel-konzentration [%]	2	3,5	5
Presskraft [kN]	3	5,5	8

Die Faktorstufen wurden wie folgt ausgewählt (Tabelle 3):

Schmiermitteltyp (Typ): Bei ODTs (Durchmesser: 12,5 mm) mit Ludiflash® weist Natriumstearylfumarat gegenüber Magnesiumstearat einen Vorteil hinsichtlich der mechanischen Stabilität und der Zerfallseigenschaften auf, was bereits durch Hoffmann [2009] gezeigt werden konnte. Dies sollte auch für ODMTs überprüft werden. Um auf eine Mischung beider Schmiermitteln zu verzichten, wurde für den Zentralpunkt Natiumstearylfumarat ausgewählt. Vorversuche hatten gezeigt, dass ein 10-minütiges Mischen der Schmiermittel mit der Pulvermischung keinen signifikanten Einfluss auf die Benetzungszeit und die Bruchkraft hat.

Schmiermittelkonzentration (Konz): In Vorversuchen neigten die ODMTs bei Schmiermittelkonzentrationen unter 2 % zu einem starken Kleben am Stempel. Dies galt insbesondere für ODMTs mit Natriumstearylfumarat.

Presskraft (Kraft): Übliche Pressdrücke für 2 mm Minitabletten liegen zwischen 50 MPa und 150 MPa [Mitwollen 2002, Tißen 2011], was in etwa Presskräften zwischen 3 kN und 9 kN entspricht. Presskräfte unterhalb von 3 kN führten in Vorversuchen zu weichen, brüchigen ODMTs. Die Obergrenze wurde auf 8 kN festgelegt, um die Belastung für das Stempelwerkzeug moderat zu halten.

3.1.2.2. Qualität der Modelle

Die Auswertung der Versuchsergebnisse (Tabelle 4) erfolgte über die Erstellung geeigneter Modelle.

Tabelle 4. Ergebnisse des statistischen Versuchsplans; Natriumstearylfumarat (Nastefu), Magnesiumstearat (Mgste), MW ± s

Faktoren			Zielgrößen	
Schmiermitteltyp	**Schmiermittelkonzentration [%]**	**Presskraft [kN]**	**Benetzungszeit [s] n=10**	**Bruchkraft [N] n=30**
Nastefu	2,0	3,0	1,6 ± 0,3	4,8 ± 0,7
Mgste	2,0	3,0	3,3 ± 0,2	4,1 ± 0,4
Nastefu	5,0	3,0	2,2 ± 0,2	4,5 ± 0,6
Mgste	5,0	3,0	7,8 ± 0,5	4,0 ± 0,6
Nastefu	2,0	8,0	3,4 ± 0,4	10,8 ± 1,8
Mgste	2,0	8,0	6,7 ± 0,6	10,8 ± 1,4
Nastefu	5,0	8,0	6,2 ± 1,4	12,0 ± 2,1
Mgste	5,0	8,0	21,1 ± 4,2	9,3 ± 1,5
Nastefu	3,5	5,5	3,0 ± 0,3	8,3 ± 1,6
Nastefu	3,5	5,5	2,9 ± 0,4	8,8 ± 1,5
Nastefu	3,5	5,5	2,9 ± 0,4	8,0 ± 1,3

Ausgangspunkt des Versuchsplans war ein Modell, welches aus einem qualitativen und zwei quantitativen Hauptfaktoren und deren binären Wechselwirkungen bestand. Für die Zielgröße Bruchkraft konnten aufgrund fehlender Signifikanz Faktoren bzw. Wechselwirkungen ausgeschlossen und dadurch ein vereinfachtes Modell erstellt werden. Die Qualität der Modelle wurde verbessert, indem beide Zielgrößen logarithmisch transformiert wurden.

In Tabelle 5 ist die Qualität der Modelle durch das Bestimmtheitsmaß (R^2), die Vorhersagbarkeit (Q^2), die Modellvalidität (Lack of fit) und die Reproduzierbarkeit angegeben. Die Parameter bestätigen eine ausreichende Qualität der Modelle für die Benetzungszeit und die Bruchfestigkeit [Eriksson et al 2000]. Q^2 liegt jeweils weit über dem geforderten Wert von 0,5. Der Betrag der Differenz von R^2 und Q^2, der unter 0,2 liegen soll, ist zudem weit unterschritten. Ein Lack of fit über 0,05, wie er für beide Modelle gegeben ist, weist ebenfalls auf die Güte des Modells hin. Die ausgezeichneten Werte für die Reproduzierbarkeit müssen jedoch kritisch betrachtet werden, da hierfür die Wiederholungen am Zentralpunkt beurteilt wurden. Dieses gilt deshalb nur für die Chargen mit Natriumstearylfurmarat und kann nicht auf die Verwendung von Magnesiumstearat übertragen werden.

Tabelle 5. Qualität der Modelle

	Benetzungszeit	Bruchfestigkeit
R^2	1,000	0,967
Q^2	0,999	0,942
R^2-Q^2	0,001	0,025
Lack of fit	0,595	0,200
Reproduzierbarkeit	1,000	0,988

3.1.2.3. Ergebnisse des statistischen Versuchsplans

Alle im Versuchsplan untersuchten Mischungen konnten zu Minitabletten mit einer glatten Oberfläche verpresst werden. Ein Hinweis auf die Zerfallszeit wurde durch die Benetzungszeit ermittelt. Sie lag für die elf Chargen zwischen 1,6 s und 21,1 s (Tabelle 4). Die Minitabletten mit einer Benetzungszeit < 10 s weisen einen orodispersiblen Charakter auf und können demnach als ODMT bezeichnet werden. ODMTs mit Natriumstearylfumarat als Schmiermittel (Faktorstufe:-1/0) zeigten eine signifikant geringere Benetzungszeit als ODMTs, die das hydrophobere Magnesiumstearat (Faktorstufe: 1) enthalten (Abbildung 2a). Eine Erhöhung der Schmiermittelkonzentration führte in beiden Fällen zu einer längeren Benetzungszeit, wobei der Einfluss von Magnesiumstearat größer war als der von Natriumstearylfumarat. Darüber hinaus führten erhöhte Presskräfte erwartungsgemäß zu längeren Benetzungszeiten. Die Wechselwirkung aus Magnesiumstearat und der Presskraft zeigte signifikante Ergebnisse, hat jedoch einen so geringen Einfluss auf die Benetzungszeit, dass sie vernachlässigt werden kann. Die gleichzeitige Erhöhung der Schmiermittelkonzentration und der Presskraft verstärkt die Verlängerung der Benetzungszeit. Gemessen an den Standardabweichungen der einzelnen Ergebnisse (Tabelle 4) unterstützen die geringen Streuungen um den Mittelwert die Qualität der Aussage. Die signifikante, jedoch insgesamt geringe Verlängerung der Benetzungszeit (um ca. 2 Sekunden) bedarf weiterer Überlegungen hinsichtlich ihrer Relevanz für den Zerfall der Arzneiform im Mund.

Die Bruchkraft aller Chargen lag zwischen 4,0 N und 12,0 N (Tabelle 4). Der Haupteinflussfaktor war die Presskraft, wie in Abbildung 2b) deutlich zu erkennen ist. Wie zu erwarten war, stieg die Bruchkraft mit zunehmender Presskraft an. Magnesiumstearat führte im Vergleich zu

Natriumstearylfumarat zu einer verringerten Bruchkraft, wobei der Einfluss des Schmiermitteltyps im Vergleich zur Presskraft deutlich geringer war. Die Schmiermittelkonzentration sowie die Wechselwirkungen zeigten keinen signifikanten Einfluss auf die Bruchkraft.

a) b)

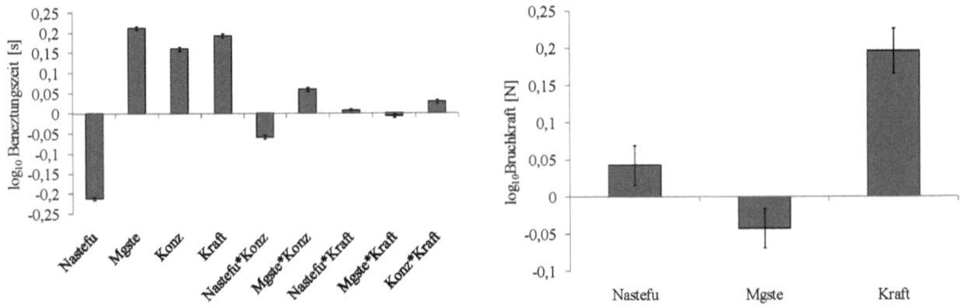

Abbildung 2. Koeffizienten-Plots der optimierten Modelle: a) Benetzungszeit (n=10); b) Bruchkraft (n=30) in Abhängigkeit von dem Schmiermittel (Nastefu, Mgste), der Schmiermittelkonzentration (Konz), der Presskraft (Kraft) und ihren Wechselwirkungen; die Zielgrößen wurden logarithmisch transformiert (KI, α=0,05)

Insgesamt eignet sich Natriumstearylfumarat besser als Magnesiumstearat als Schmiermittel, um gleichzeitig schnell zerfallende und mechanisch stabile ODMTs mit Ludiflash® zu erhalten. Die Konzentration an Natriumstearylfumarat hatte nur einen geringen Einfluss auf die Zerfallseigenschaften sowie einen positiven Einfluss auf die mechanische Stabilität. Um bestmögliche Eigenschaften der ODMTs zu erzielen sowie eine ausreichende Schmierwirkung sicherzustellen, wurde für weitere Versuche eine mittlere Konzentration an Natriumstearylfumarat (3 % bzw. 3,5 %) verwendet. Hohe Presskräfte erhöhten die Bruchkraft und verlängerten die Benetzungszeit, deshalb wurde für weitere Untersuchungen eine mittlere Presskraft (5 kN bzw. 5,5 kN) ausgewählt.

3.1.3. ODMTs mit Ludiflash® und Hydrochlorothiazid

Orientiert an der Vorschrift des NRFs [Neues Rezeptur Formularium 2006] zu Hydrochlorothiazid-Kapseln für die pädiatrische Anwendung, sollten ODMTs mit 0,5 mg, 1 mg, 2 mg und 5 mg HCT hergestellt werden. Fließfähigkeitsmessungen mit der Ringscherzelle ergaben, dass es sich bei HCT um einen kohäsiven Arzneistoff handelt (ffc=4). Aufgrund der schlechten Fließfähigkeit war es nicht möglich, ODMTs mit 5 mg HCT herzustellen, da die Pulvermischung während des Prozesses nicht mehr aus dem Fülltrichter in den Rührflügelschuh floss. Eine Verbesserung durch weitere Zusätze wurde für diese Mischung nicht untersucht.

Tabelle 6. Rezepturen der ODMTs mit Ludiflash® und Hydrochlorothiazid (%)

	Lud	Lud_0,5mgHCT	Lud_0,5mgHCT_1%Cros	Lud_0,5mgHCT_2%Cros	Lud_1mgHCT	Lud_2mgHCT	Lud_2mgHCT_Aerosil	Lud_5mgHCT
Ludiflash®	97,0	89,3	88,3	87,3	81,6	66,2	65,7	26,0
Natriumstearylfumarat	3,0	3,0	3,0	3,0	3,0	3,0	3,0	3,0
Hydrochlorothiazid	--	7,7	7,7	7,7	15,4	30,8	30,8	77
Crospovidon	--	--	1,0	2,0	--	--	--	--
Hochdisperses Siliciumdioxid	--	--	--	--	--	--	0,5	--

Auch die Pulvermischung zur Herstellung von ODMTs mit 2 mg HCT (Lud_2mgHCT) zeigte ein verschlechtertes Fließverhalten während des Tablettierens, obwohl Fließfähigkeitsuntersuchungen mit der Ringscherzelle frei fließende Eigenschaften (ffc=7,3) zeigten.

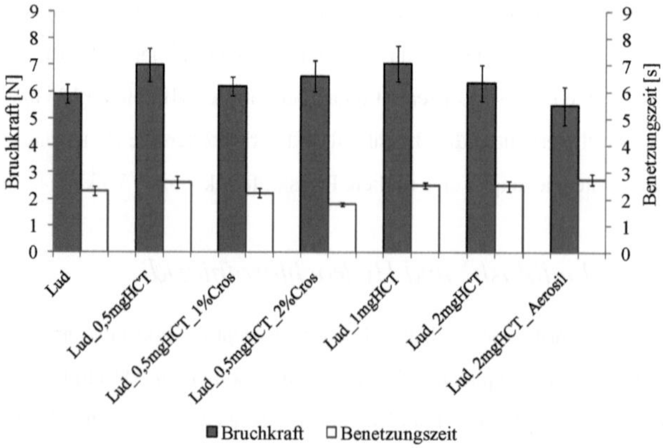

Abbildung 3. Bruchkraft (MW ± KI, n=30) und Benetzungszeit (MW ± KI, n=10) der ODMTs aus Tabelle 6, Presskraft: 5 kN

Daher wurde der Zusatz von hochdispersem Siliciumdioxid (Aerosil® 200) zu dieser Mischung untersucht. Die hochdisperse Kieselsäure führte zu einer erheblichen Verbesserung der Fließfähigkeit in der Ringscherzelle (ffc=11,7) und während des Tablettierprozesses.

Darüber hinaus wurde der Einfluss von zusätzlichem Crospovidon (Kollidon® CL-SF) auf die Benetzungszeit und Bruchkraft untersucht. Dazu wurde der Mischung mit 0,5 mg HCT (Lud_0,5mgHCT) 1 % bzw. 2 % Crospovidon (Lud_0,5mgHCT_1%Cros und Lud_0,5mgHCT_2%Cros) zugesetzt.

Alle Pulvermischungen (Tabelle 6) mit ≤ 2 mg HCT konnten mit einer Presskraft von 5 kN zu ODMTs mit einer Bruchkraft zwischen 5 N und 7 N verpresst werden (Abbildung 3). Weder der steigende Anteil an HCT noch der Zusatz von Crospovidon oder hochdispersem Siliciumdioxid zeigten einen signifikanten Einfluss auf die Bruchkraft. Die ODMTs wiesen sehr kurze Benetzungszeiten zwischen 1,5 s und 3 s (Abbildung 3) auf, die ebenfalls weder durch einen erhöhten Arzneistoffgehalt noch durch den Zusatz von hochdispersem Siliciumdioxid signifikant beeinflusst wurden. Der Zusatz von 2 % Crospovidon jedoch verkürzte die Benetzungszeit (Abbildung 4).

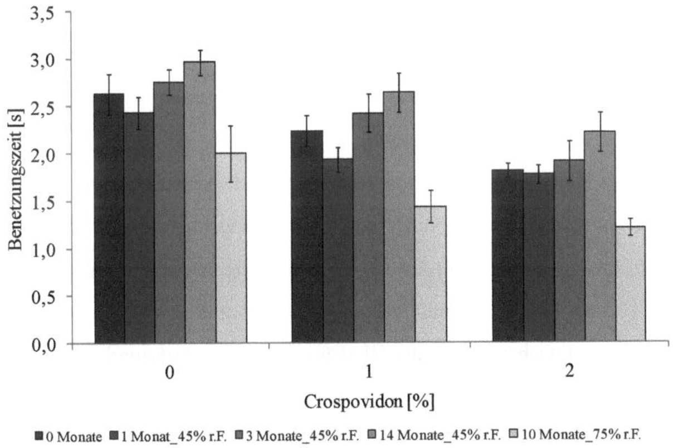

Abbildung 4: Benetzungszeit (MW ± KI, n=10) der ODMTs mit 0,5 % HCT und unterschiedlichem Anteil an Crospovidon, offen gelagert bei 21°C/45% r.F. und 40°C/75% r.F.

Des Weiteren wurde der Einfluss des Crospovidon-Zusatzes auf die Benetzungszeit nach 1-, 3- und 14-monatiger Lagerung bei 21°C/45 % r.F. sowie nach 10-monatiger Lagerung unter Stressbedingungen bei 40°C/75 % r.F. untersucht (Abbildung 4). Nach 1-monatiger Lagerung bei 21°C/45 % r.F. trat eine geringe, nicht signifikante Verkürzung der Benetzungszeit der ODMTs auf. Nach 3- und 14-monatiger Lagerung bei 21°C/45 % r.F zeigte sich dagegen tendenziell eine Verlängerung der Benetzungszeit, jedoch ohne Signifikanz. Im Gegensatz hierzu verkürzte sich die Benetzungszeit der ODMTs nach Lagerung für 10 Monate unter Stressbedingungen. Der Einfluss der Lagerungsbedingungen und der Lagerungsdauer auf die Benetzungszeit der ODMTs war unabhängig vom Crospovidon-Zusatz.

3.1.4. *Untersuchung der Arzneistofffreisetzung*

Um die entwickelten ODMTs mit Ludiflash® und HCT näher zu charakterisieren, wurden Untersuchungen zur Arzneistofffreisetzung durchgeführt. Im SWT konnte kein vollständiger Zerfall der ODMTs in einzelne Partikel, sondern nur eine Benetzung, Durchfeuchtung und Erweichung beobachtet werden. In den In-vivo-Zerfallstests und in den In-vitro- Zerfallstests, die die Einwirkung mechanischer Kräfte, wie sie auch im Mund auftreten, berücksichtigten, zeigten die ODMTs mit Ludiflash® jedoch einen ausgesprochen schnellen Zerfall (3.5). Freisetzungsuntersuchungen mit einem faseroptischen Sondensystem (6.2.3.14.2) kombiniert mit einer Blattrührerapparatur nach Ph.Eur. bei 50 UpM zeigten jedoch eine verlängerte Freisetzung des Arzneistoffs aus ODMTs mit Ludiflash® (0). Um das Freisetzungsverhalten näher zu charakterisieren, wurden ODMTs mit 1 mg HCT (3,5 % Natriumstearylfumarat, Presskraft: 5,5 kN) mittels unterschiedlicher Methoden evaluiert. Die Arzneistofffreisetzung wurde sowohl in der Drehkörbchen-Apparatur (100 U/min) als auch in der Blattrührer-Apparatur (100 U/min) untersucht. In der Drehkörbchen-Apparatur zerfielen die ODMTs nicht in kleine Partikel, sondern bildeten z.T. kleine matrixartige Agglomerate aus, was sich in der sehr langsamen Freisetzung widerspiegelt. Eine vollständige Freisetzung des Arzneistoffs war erst nach ca. 11,5 Stunden gegeben (Abbildung 5). Da jedoch alle ODMTs der gleichen mechanischen Belastung ausgesetzt waren, ergaben sich für diese Untersuchung reproduzierbare Freisetzungskurven mit geringer Varianz. Im Medium der Blattrührer-Apparatur wurden die ODMTs hingegen stärker aufgewirbelt. Das führte dazu, dass ein Teil der ODMTs zunächst am Boden verweilte, während ein weiterer Teil durch den Einfluss der mechanischen Kräfte des Blattrührers zerfiel. Aufgrund dessen zeigte sich eine schnellere Freisetzung mit größerer Varianz. Der Arzneistoff wurde in der Blattrührer-Apparatur nach ca. 8 Stunden vollständig freigesetzt (Abbildung 5). Die Ergebnisse der beiden Untersuchungen zeigen eine starke Abhängigkeit des Freisetzungsverhaltens von der gewählten Apparatur und Methode sowie vom mechanischen Kraftaufwand. Jedoch spiegeln beide Methoden die Arzneistofffreisetzung, wie sie aus einer ODMT nach dem Zerfall im Mund stattfinden würde, nur unzureichend wider. Um den direkten Einfluss des Zerfalls auf die Arzneistofffreisetzung zu bestimmen, wurde daher eine Methode entwickelt, die eine Kombination aus Zerfalls- und Freisetzungsuntersuchung darstellt.

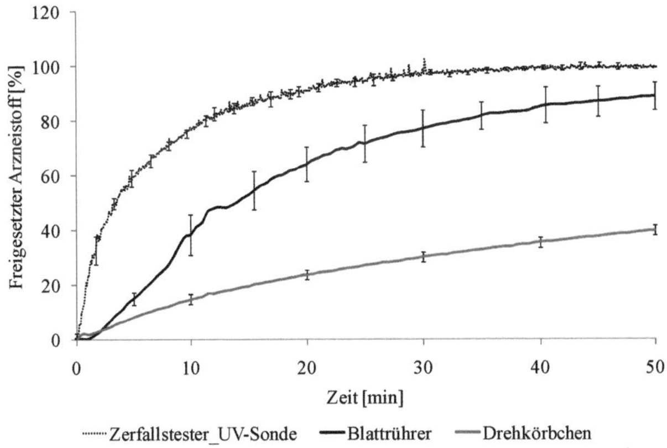

Abbildung 5. Freisetzung von Hydrochlorothiazid aus Ludiflash®-haltigen ODMTs in verschiedenen Freisetzungsapparaturen; Zerfallstester mit UV-Sonde (7 ODMTs, 700 ml demineralisiertes Wasser, MW±s, n=3); Blattrüher- und Drehkörbchenapparatur (100 U/min, 8 ODMTs, 800 ml demineralisiertes Wasser, MW±s, n=3)

Die dafür neu entwickelte Apparatur, die Freisetzungs- und Zerfallsapparatur mittels eines speziellen Versuchsaufbaus miteinander verbindet, ist in Abbildung 6 dargestellt.

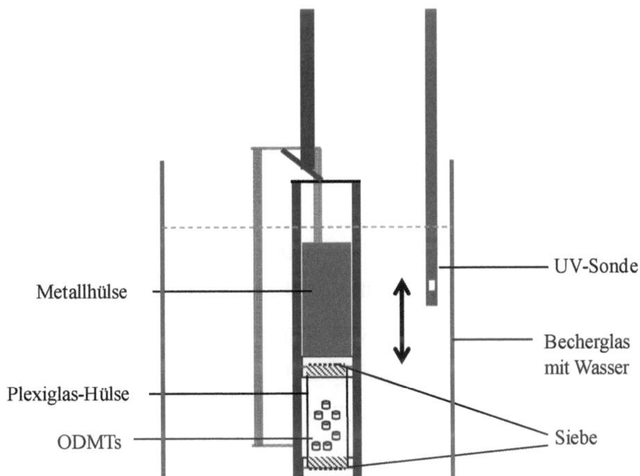

Abbildung 6. Schematische Darstellung des Versuchsaufbaus des entwickelten Zerfallstesters gemäß Ph. Eur. mit UV-Sonde zur Bestimmung der Arzneistofffreisetzung (Methode 6.2.3.14.3)

Hierfür wurde die modifizierte Zerfallsapparatur nach Ph. Eur. (6.2.3.12.3) mit der faseroptischen UV- Sonde (6.2.3.14.2) kombiniert, die es ermöglicht, die Arzneistoffkonzentration direkt im Medium zu bestimmen. Es wurde mit dieser Methode die schnellste Freisetzung, mit einer geringen Varianz, erhalten. Eine starke Verkürzung der Freisetzungsdauer auf 40 Minuten (Abbildung 5), weist auf eine besonders zerfallsabhängige Kinetik der Freisetzung hin.

Das für eine orodispersible Arzneiform unerwartete Freisetzungsverhalten der Ludiflash® ODMTs lässt sich wie folgt erklären: Ludiflash® wird durch Granulation mit einer Polyvinylacetat-Dispersion als Bindemittel (Kollicoat® SR 30 D, BASF SE) hergestellt [Kolter et al. 2008]. Kollicoat® SR 30 D ist eine 30 %ige Dispersion, die aus 27 % Polyvinylacetat sowie 2,7 % Povidon und 0,3 % Natriumlaurylsulfat als Stabilisatoren besteht [BASF 2008]. Die wässrige Dispersion wird vor allem als Filmüberzug oder Matrixbildner für Retardarzneiformen eingesetzt. Das eingearbeitete Povidon ist sehr gut wasserlöslich. Bei der Verwendung als Filmüberzug dient es als Porenbildner [Rios 2005, Kolter und Ruchatz 1999]. Der Arzneistoff ist in den ODMTs in einer geringfügig quellenden Polyvinylacetat-Matrix eingebettet, was zu einer verlängerten Wirkstofffreisetzung führt. Da es sich um eine hydrophile Matrix handelt, erfolgt jedoch die Benetzung im SWT problemlos (Abbildung 4, Abbildung 10, Tabelle 10). Bei Einwirkung ausreichend hoher mechanischer Kräfte, zerfallen die ODMTs auch in kurzer Zeit ($\leq$ 10 s) (3.5). Dass die Freisetzungsgeschwindigkeit jedoch im Vergleich zur Zerfallsgeschwindigkeit deutlich geringer ist, liegt zum einen am schwerlöslichen Arzneistoff (c_s (Wasser, 25°C)=0,06 g/100 ml), zum anderen scheint die Arzneistofffreisetzung auch nach dem Zerfall noch durch das in Wasser unlösliche Polyvinylacetat behindert zu werden. In weiteren Untersuchungen (Kapitel 0) soll untersucht werden, ob eine schnelle Freisetzung von HCT aus ODMTs mit anderen gebrauchsfertigen pharmazeutischen Hilfsstoffen möglich ist.

3.1.5. Zusammenfassung

Mit Erfolg konnten arzneistofffreie ODMTs mit dem co-prozessierten Hilfsstoff Ludiflash® entwickelt werden, die eine ausreichende Bruchkraft von über 8 N und gleichzeitig kurze Benetzungszeiten $\leq$ 3 s aufwiesen. Natriumstearylfumarat eignete sich besser als Schmiermittel als Magnesiumstearat. Es konnten weiterhin HCT-haltige Zubereitungen mit verschiedenen kindgerechten Dosierungen (0,5 mg, 1 mg, 2 mg) hergestellt werden, die vergleichbare Benetzungszeiten und die Bruchkräfte zeigten. Der Zusatz von 2 % Crospovidon verbesserte die Benetzungszeit, auch nach Lagerung unter gemäßigten und Stressbedingungen.

ODMTs mit Ludiflash® zeigten eine verlängerte Wirkstofffreisetzung bei den Freisetzungsuntersuchungen nach Ph. Eur. Unter Verwendung einer selbstentwickelten Freisetzungsapparatur (6.2.3.14.3) konnte eine zerfallsunabhängige Freisetzung demonstriert werden. Der Einfluss des Polyvinylacetats führte bei allen Untersuchungsmethoden zu einer verlängerten Freisetzung, was eine hohe Relevanz für die weitere Entwicklung von ODMTs auf der Basis von Ludiflash® besitzt.

3.2. Vergleich gebrauchsfertiger Hilfsstoffe zur Direkttablettierung

3.2.1. Einleitung

Im vorherigen Kapitel konnte die Eignung von Ludiflash® zur Herstellung von ODMTs gezeigt werden. Im Folgenden soll ein Vergleich zu weiteren co-prozessierten gebrauchsfertigen Hilfsstoffen erfolgen, um einen Überblick über die Möglichkeiten und Grenzen zu ihrer Direkttablettierung zu ODMTs zu erlangen. Es befinden sich eine Reihe verschiedener gebrauchsfertiger Hilfsstoffe für orodispersible Tabletten auf dem Markt. Um den Versuchsraum einzugrenzen und eine gute Vergleichbarkeit zu ODMTs mit Ludiflash® zu erzielen, wurden für diese Arbeit vier auf Mannitol basierende Hilfsstoffe zur Direkttablettierung verwendet, die in Tabelle 7 aufgeführt sind.

Tabelle 7. Qualitative Zusammensetzung der gebrauchsfertigen Hilfsstoffe zur Direkttablettierung

Pearlitol® Flash	Parteck® ODT	Ludiflash®	Pharmaburst® 500	Prosolv® ODT
Mannitol	Mannitol	Mannitol	Mannitol	Mannitol
Maisstärke	Croscarmellose-Natrium	Crospovidon	Crospovidon	Crospovidon
		Polyvinylacetat	Sorbitol	Fruktose
		Povidon	Siliciumdioxid, kolloidales	Siliciumdioxid, kolloidales
		Natrium-laurylsulfat		Mikrokristalline Cellulose

Bei Mannitol handelt es sich um einen polymorphen kristallinen Feststoff. Die beiden am häufigsten charakterisierten Modifikationen sind ß- und α-Mannitol, auch als Modifikation I und II benannt [Burger et al. 2000]. Bei ß-Mannitol handelt es sich um die thermodynamisch stabile Modifikation. α-Mannitol hingegen ist eine metastabile Modifikation mit einer hohen kinetischen

Stabilität. Als eine weitere Modifikation wurde δ-Mannitol (Modifikation III) beschrieben. Hierbei handelt es sich um die instabilste der drei Modifikationen bei oder oberhalb der Raumtemperatur. Die Schmelzpunkte von ß- und α-Mannitol liegen dicht beieinander (bei etwa 166°C). Die beiden Modifikationen lassen sich jedoch mittels Röntgendiffraktometrie unterscheiden.

Aus der Schmelze kristallisiert Mannitol rasch und vollständig aus [Bauer 2000], so dass bei der Co-Prozessierung, abhängig vom verwendeten Verfahren (Sprühtrocknung oder Sprühgranulierung), beide kristalline Modifikationen (ß und α) erhalten werden können. Eine bessere Kompaktibilität, also die Fähigkeit Tabletten mit einer hohen Festigkeit bei einer geringen Presskraft zu bilden, wurde für α-Mannitol im Vergleich zu ß-Mannitol bereits in der Literatur beschrieben [Burger et al. 2000, Debord et al. 1987]. Im Rahmen der vorliegenden Arbeit wurden röntgendiffraktometrische Untersuchungen der gebrauchsfertigen co-prozessierten Hilfsstoffe durchgeführt, um die jeweilige Modifikation des Mannitols zu bestimmen.

Die Herstellung von ODMTs mittels Direkttablettierung stellt besondere Anforderungen an die Hilfsstoffeigenschaften, die sich aus der Fragilität der Minitablettenstempel sowie der geringen Größe der Matrizenbohrungen ableiten. Die Pulvermischungen sollten eine gute Kompaktibilität und Tablettierbarkeit aufweisen. Neben der guten Kompaktibilität sollten die Hilfsstoffe eine gute Fließfähigkeit aufweisen, um eine gleichmäßige Befüllung der Matrize über den gesamten Tablettierprozess und somit die Gleichförmigkeit der Masse und des Gehalts zu gewährleisten. Infolge der Schüttelbewegung im Fülltrichter und der mechanischen Belastung im Füllschuh während des Prozesses nähert sich die Schüttdichte des Pulvers der Stampfdichte an. Um im Laufe des Tablettierprozesses die resultierende Tablettenmasse möglichst konstant zu halten, sollten Schütt- und Stampfdichte möglichst ähnlich sein. Ein Maß dafür stellt der Hausnerfaktor dar.

Die Partikelgrößenverteilung ist ebenfalls von zentraler Bedeutung, da die Fließeigenschaften sowie die Kompaktibilität von der Partikelgrößenverteilung abhängig sind. Große Unterschiede in der Partikelgrößenverteilung zwischen dem Wirkstoff HCT und den untersuchten Hilfsstoffen können während des Mischprozesses, beim Umfüllen oder während des Tablettierprozesses zu Entmischungen führen. Eine Entmischung sollte verhindert werden, um eine gute Dosiergenauigkeit zu erzielen. Darüber hinaus sind entscheidende Parameter für die Qualität der Arzneiform ein schneller Zerfall, eine schnelle Wirkstofffreisetzung, eine hohe mechanische Stabilität und eine möglichst geringe Friabilität sowie die Gleichförmigkeit von Masse und Gehalt. Deshalb wurden die aus den Pulvermischungen (Tabelle 9) hergestellten ODMTs auf diese Eigenschaften untersucht.

3.2.2. *Röntgendiffraktometrische Untersuchungen*

Die verwendeten Hilfsstoffe wurden mittels Röntgendiffraktometrie untersucht, um die Modifikation des Mannitols zu bestimmen. Dafür wurden zunächst α- und ß-Mannitol als Referenz im Pulverdiffraktometer vermessen. Zusätzlich wurden Diffraktogramme von Mikrokristalliner Cellulose, Fruktose und Sorbitol angefertigt, um die Röntgenreflexe der komplex zusammengesetzten Hilfsstoffe, Prosolv® ODT und Pharmaburst® 500 (Tabelle 7), den einzelnen Komponenten zuordnen zu können.

In Abbildung 7a) sind die Diffraktogramme von Ludiflash®, Parteck® ODT und Pearlitol® Flash im Vergleich zu den beiden Mannitol-Modifikationen abgebildet. An den charakteristischen Röntgenreflexen bei 2θ=14,6°, 18,7° und 23,3° ist deutlich zu erkennen, dass es sich bei diesen drei Hilfsstoffen um das stabile ß-Mannitol handelte. Abbildung 7b) zeigt die Diffraktogramme von Prosolv® ODT im Vergleich zu α-und ß-Mannitol sowie weiteren Komponenten. Es sind ebenfalls die charakteristischen Röntgenreflexe des ß-Mannitols zu erkennen. Weiterhin lassen sich charakteristische Bereiche für Fruktose ausmachen (bei 2θ=14,0° und 17,0°). Eine leichte Wölbung der Basislinie zwischen 2θ=20°-25° lässt die Anwesenheit von Mikrokristalliner Cellulose erkennen, die zu ungefähr 25% enthalten ist. Das Röntgendiffraktogramm von Pharmaburst® 500 und seinen zugehörigen Komponenten führt zu einem abweichenden Ergebnis (Abbildung 7c). Es zeigt charakteristische Röntgenreflexe beider Modifikationen des Mannitols (α: 2θ=13,5° und 17,2°; ß: 2θ=14,6°, 18,7° und 23,3°). Demensprechend handelte es sich um eine Mischung der stabilen ß-Modifikation und der metastabilen α-Modifikation, die als Folge der Prozessierung entstanden ist. Kristallines Sorbitol wurde nicht detektiert. Dies kann zum einen mit der Detektionsgrenze der Methode bei 5% erklärt werden, da das Sorbitol schon als Einzelsubstanz geringe Intensitäten aufweist und 20 % Sorbitol in Pharmaburst® enthalten sind [Norman et al. 2003]. Da Sorbitol im Gegensatz zu Mannitol ein träges Rekristallisationsverhalten zeigt und könnte es aufgrund der Art der Prozessierung amorph oder teilamorph vorliegen. Darüber hinaus könnte Sorbitol zudem die Ausbildung der α-Modifikation des Mannitols gefördert haben [Bauer 2000]. Die metastabile Modifikation des Mannitols sowie das Sorbitol könnten einen Einfluss auf das Tablettierverhalten und auf die Stabilität des Hilfsstoffs während der Lagerung, vor allem bei einer hohen relativen Feuchte haben. Kristallines Sorbitol kann sich bei einer hohen relativen Feuchte in amorphes Sorbitol umwandeln. Aus α-Mannitol kann ß-Mannitol werden [Bauer 2000]. Auf Stabilitätsuntersuchungen der hergestellten ODMTs wird in Abschnitt 3.2.8 näher eingegangen.

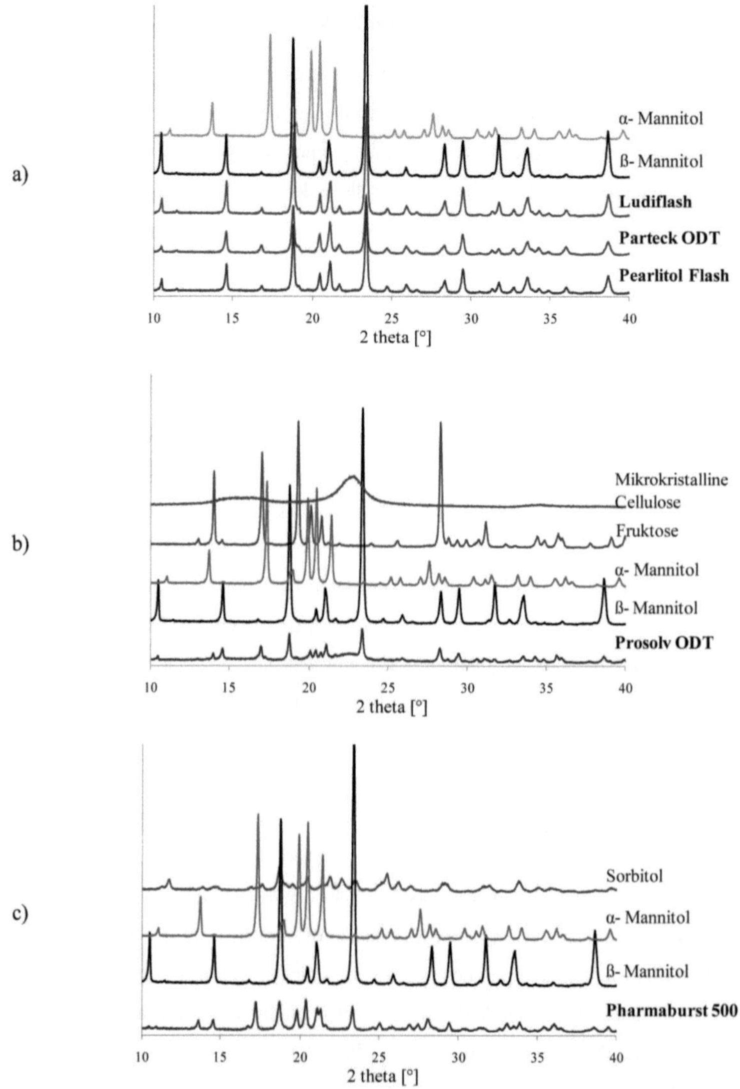

Abbildung 7. Röntgendiffraktogramme der verwendeten Hilfsstoffe und ihrer möglichen Komponenten; a) Ludiflash®, Parteck® ODT und Pearlitol® Flash, b) Prosolv® ODT und c) Pharmaburst® 500

3.2.3. Pulvereigenschaften

Pearlitol® Flash und Pharmaburst® 500 weisen die kleinsten Hausnerfaktoren (Tabelle 8) und eine relativ enge Partikelgrößenverteilung auf (Abbildung 8). Pearlitol® Flash besteht aus kleinen, kugelförmigen Partikeln. Pharmaburst® 500 hingegen zeigt in der elektronenmikroskopischen Untersuchung (Abbildung 8) eine weniger glatte Oberfläche auf und besitzt die engste Partikelgrößenverteilung. Darüber hinaus beinhaltet Pharmaburst® 500 mit kolloidalem Siliciumdioxid ein Fließregulierungsmittel (Tabelle 7). Gemäß Ph. Eur Monographie 2.9.36 weisen beide Hilfsstoffe eine „zufriedenstellende“ Fließfähigkeit auf.

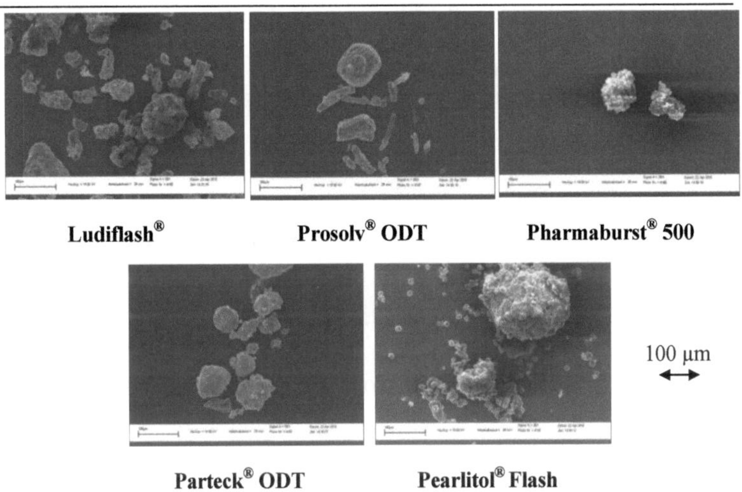

Abbildung 8. REM-Aufnahmen der verwendeten Hilfsstoffe zur Direkttablettierung

Für Parteck® ODT wurde ein Hausnerfaktor von 1,26 bestimmt. Der Hilfsstoff zeigte die breiteste Partikelgrößenverteilung und besteht aus glatten kugelförmigen Partikeln. Bei Prosolv® ODT und Ludiflash® waren die Hausnerfaktoren mit 1,31 bzw. 1,33 am höchsten. Prosolv® ODT zeigte eine relativ breite Partikelgrößenverteilung mit inhomogenen, vereinzelt nadelförmigen Partikeln, bei denen es sich um Partikel der, zur Verbesserung der Fließfähigkeit eingesetzten, silifizierten Mikrokristalline Cellulose handeln könnte (Tabelle 7). Ludiflash® zeigte zwar eine relativ enge Partikelgrößenverteilung, besteht aber aus ungleichmäßig geformten Partikeln. Gemäß Ph. Eur. 2.9.36 wird die Fließeigenschaft von Parteck® ODT, Prosolv® ODT und Ludiflash® als „mäßig“ bewertet.

Die Messungen mit der Ringscherzelle ergaben eine Beurteilung der Fließfähigkeit, die von den weiteren Indikatoren abweicht (Tabelle 8). Demnach könnten fast alle Hilfsstoffe als „freifließende“ Pulver bezeichnet werden (ffc > 10), mit Ausnahme von Parteck® ODT, welches als nahezu „freifließend“ (ffc =9,7) zu klassieren wäre [Jenike 1964]. Die Messungen zeigten ebenfalls tendenziell eine bessere Fließfähigkeit von Pearlitol® Flash und Pharmaburst® 500 im Vergleich zu den anderen Hilfsstoffen. Jedoch waren die Standardabweichungen vergleichsweise hoch und eine Unterscheidung der Fließfähigkeiten bei ffc-Werten oberhalb von 10 mit der Ringscherzelle ist nur bedingt möglich.

Die verwendete HCT-Qualität weist eine enge Partikelgrößenverteilung auf. Der D_{50} von 39,9 µm war im Vergleich zu den D_{50}-Werten der Hilfsstoffe (71,7 µm bis 106,9 µm) niedrig (Tabelle 8). Der Hausnerfaktor wie auch der ffc-Wert wiesen auf eine sehr schlechte Fließfähigkeit hin, die durch den Einsatz der Hilfsstoffe verbessert werden könnte.

Tabelle 8. Eigenschaften der verwendeten Ausgangsstoffe, MW±s, (n=3)

	Pearlitol® Flash	Parteck® ODT	Ludiflash®	Pharmaburst® 500	Prosolv® ODT	HCT
Partikelgrößen						
D_{10} (µm)	13,8 ± 0,1	24,6 ± 0,4	26,5 ± 0,4	28,5 ± 0,9	23,0 ± 0,2	13,2 ± 0,0
D_{50} (µm)	71,7 ± 2,2	103,2 ± 2,2	87,9 ± 1,0	106,9 ± 2,6	85,5 ± 1,6	39,9 ± 0,2
D_{90} (µm)	269,1 ± 13,2	350,0 ± 32,8	308,2 ± 0,4	206,2 ± 0,7	344,5 ± 3,8	93,2 ± 1,0
Spezifische Oberfläche (m^2/g)	0,48 ± 0,01	3,46 ± 0,06	0,41 ± 0,01	3,28 ± 0,07	1,92 ± 0,05	Nicht bestimmt
Schüttdichte (g/ml)	0,54 ± 0,00	0,58 ± 0,01	0,51 ± 0,00	0,43 ± 0,00	0,58 ± 0,01	0,51 ± 0,01
Stampfdichte (g/ml)	0,65 ± 0,00	0,73 ± 0,01	0,68 ± 0,00	0,52 ± 0,00	0,77 ± 0,00	0,83 ± 0,01
Hausnerfaktor	1,20	1,26	1,33	1,20	1,31	1,61
ffc-Wert	16,4 ± 2,6	9,7 ± 1,3	12,2 ± 1,0	13,1 ± 1,9	10,2 ± 0,4	4,0 ± 0,1

Die spezifische Oberfläche [Ritschel und Bauer-Brandl 2002] beeinflusst die Fließeigenschaften und Kompaktibilität der Pulvermischungen und damit die mechanische Festigkeit der resultierenden Tabletten. So weisen die großen spezifischen Oberflächen (3,46 m^2/g und 3,28 m^2/g) von Parteck® ODT und Pharmaburst® 500 auf ODMTs mit einer großen Bruchkraft hin. Prosolv® ODT zeigt eine mittlere spezifische Oberfläche, wohingegen die spezifische Oberfläche von Ludiflash® oder Pearlitol® Flash deutlich geringer ist. Die Kompaktibilität der Hilfsstoffe wird im folgenden Abschnitt (3.2.4) diskutiert.

3.2.4. Mechanische Stabilität und Kompaktibilität

Die Pulvermischungen aus Tabelle 9 wurden bei unterschiedlichen Presskräften zu ODMTs verpresst. Die resultierenden Minitabletten wurden hinsichtlich ihrer Bruchkraft, ausgedrückt durch die aufzuwendende Kraft bis zum Bruch, miteinander verglichen. Die Werte für die Bruchkraft der arzneistofffreien ODMTs bezogen auf die verwendete Presskraft sind in Abbildung 9 dargestellt.

Tabelle 9. Qualitative und quantitative Zusammensetzung der Pulvermischungen zur Herstellung von ODMTs mit und ohne Hydrochlorothiazid (%)

	Pea	**Pea_HCT**	**Par**	**Par_HCT**	**Lud**	**Lud_HCT**	**Pha**	**Pha_HCT**	**Pro**	**Pro_HCT**
Pearlitol® Flash	96,5	81,1	--	--	--	--	--	--	--	--
Parteck® ODT	--	--	96,5	81,1	--	--	--	--	--	--
Ludiflash®	--	--	--	--	96,5	81,1	--	--	--	--
Pharmaburst® 500	--	--	--	--	--	--	96,5	81,1	--	--
Prosolv® ODT	--	--	--	--	--	--	--	--	96,5	81,1
Natriumstearyl-fumarat	3,5	3,5	3,5	3,5	3,5	3,5	3,5	3,5	3,5	3,5
Hydrochlorothiazid	--	15,4	--	15,4	--	15,4	--	15,4	--	15,4

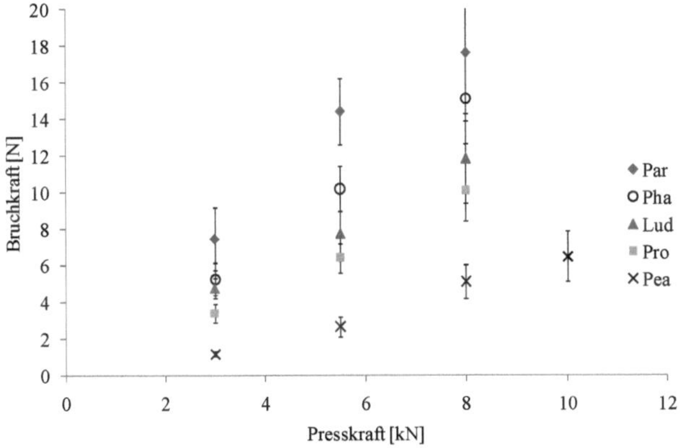

Abbildung 9: Einfluss der Presskraft bei der Tablettierung auf die resultierende Bruchkraft arzneistofffreier ODMTs, MW±s, n=20

Die größte Bruchkraft (25,2 N) wurde bei ODMTs aus Parteck® ODT (Par) erhalten, die mit 8 kN verpresst wurden. Die geringste Bruchkraft (1,2 N) wiesen die ODMTs mit Pearlitol® Flash und einer Presskraft von 3 kN auf. Alle ODMT-Chargen zeigten eine erhöhte Bruchkraft bei steigender Presskraft. Die Reihenfolge der arzneistofffreien ODMTs, mit einer ausreichenden Bruchkraft > 7 N sind im Folgenden, mit absteigender Bruchkraft dargestellt:

Par_8 kN > Pha_8 kN > Lud_8 kN > Pha_5.5 kN > Pro_8 kN > Lud_5.5 kN > Par_3 kN.

Der Zusatz von HCT vermindert, unabhängig von den Hilfsstoffen und Presskräften, die resultierende Bruchkraft (Tabelle 10). Vier der resultierenden arzneistoffhaltigen Zubereitungen erreichten dennoch eine ausreichende Bruchkraft über 7 N mit folgender Reihenfolge entsprechend der Bruchkraft:

Par_HCT_8 kN > Lud_HCT_8 kN > Pha_HCT_8 kN > Par_HCT_5.5 kN

Mit Pearlitol® Flash konnten keine ODMTs, weder mit noch ohne HCT, mit einer Bruchkraft ≥ 7 N hergestellt werden. Mit Prosolv® ODT wurde nur eine Charge (Pro_8 kN) mit einer ausreichenden Bruchkraft erhalten. In Hinblick auf die Kompaktibilität, dem Verhältnis aus angewendeter Presskraft und erzielter Bruchkraft, unterscheiden sich die Hilfsstoffe deutlich (Abbildung 9). Parteck® ODT zeigte die höchste Kompaktibilität, was hauptsächlich auf die große spezifische Oberfläche (3,46 m²/g) zurückgeführt werden kann (Tabelle 8). Das gleiche gilt für Pharmaburst® 500, welches ebenfalls eine große spezifische Oberfläche (3,28 m²/g) und eine gute Kompaktibilität besitzt. Seine guten Bindungseigenschaften sind durch das inkorporierte sprühgetrocknete Sorbitol bedingt, welches eine gute plastische Verformbarkeit aufweist (Bauer 2000). Ludiflash® hat die geringste spezifische Oberfläche (0,41 m²/g), folgt aber trotzdem Parteck® ODT und Pharmaburst 500 in der Rangliste hinsichtlich der Kompaktibilität. Dies könnte maßgeblich durch die als Bindemittel verwendete Polyvinylacetat-Dispersion hervorgerufen worden sein. Der Hilfsstoff Prosolv® ODT beinhaltet silifizierte Mikrokristalline Cellulose. Diese weist, ebenso wie unprozessierte Mikrokristalline Cellulose, eine gute plastische Verformbarkeit auf, was zu Tabletten mit einer hohen Bruchkraft führen kann [Edge et al. 2000]. Der Anteil an silifizierter Mikrokristalliner Cellulose scheint jedoch nicht auszureichen, um mit Prosolv® ODT ODMTs mit einer vergleichbar hohen Bruchfestigkeit wie mit Parteck® ODT, Pharmaburst® 500 oder Ludiflash® zu erzielen [Schaible und Mejias 2009]. Pearlitol® Flash führte auch bei Anwendung einer hohen Presskraft von 10 kN zu ODMTs mit einer Bruchkraft von maximal 6,5 N. Die schlechte Kompaktibiliät ist ein Nachteil für die empfindlichen Minitabletten-Werkzeuge, da erhöhte Presskräfte zu einer verstärkten Abnutzung führen und die Gefahr der Beschädigung des Werkzeugs besteht. Die fehlende Bruchkraft der ODMTs mit Pearlitol® Flash ist auf das enthaltene Sprengmittel Maisstärke zurückzuführen. Sie bewirkt eine vornehmlich elastische Verformung während des Pressvorgangs sowie eine anschließende Rückdehnung, wodurch vergleichsweise weiche Minitabletten erhalten werden. Im Gegensatz dazu beeinflussen die Sprengmittel Crospovidon und Croscarmellose-Natrium, die als Sprengmittel in den weiteren Hilfsstoffen enthalten sind, die Kompaktibiliät nicht negativ.

Tabelle 10. Pharmazeutisch-technologische Kenngrößen der hergestellten ODMTs mit und ohne Hydrochlorothiazid, MW±s

	Presskraft [kN]	Bruchkraft [N] (n=20)	Benetzungszeit [s] (n=10)	Zerfallszeit [s] (n=6)	Friabilität [%] (n=3)	Porosität [%] (n=2)
Pea	8,0	5,1 ± 0,9	4,1 ± 0,4	n.b.	< 1	14,2
	10,0	6,5 ± 1,4	5,0 ± 0,4	n.b.	< 1	n.b.
Pea_HCT	8,0	4,5 ± 0,8	4,6 ± 0,6	< 5	< 1	n.b.
	10,0	5,6 ± 1,1	5,7 ± 0,7	< 5	< 1	n.b.
Par	5,5	14,4 ± 1,8	18,8 ± 1,7	n.b.	< 1	n.b.
	8,0	17,6 ± 3,7	25,2 ± 3,5	n.b.	< 1	17,9
Par_HCT	5,5	7,4 ± 1,7	14,0 ± 1,4	8,2 ± 2,7	< 1	n.b.
	8,0	11,8 ± 2,2	21,3 ± 2,8	13,8 ± 2,2	< 1	n.b.
Lud	5,5	7,8 ± 1,2	3,1 ± 0,3	n.b.	< 1	n.b.
	8,0	11,8 ± 2,5	5,0 ± 0,6	n.b.	< 1	12,6
Lud_HCT	5,5	5,7 ± 0,5	3,0 ± 0,2	8,8 ± 5,5	< 1	n.b.
	8,0	8,1 ± 1,4	4,9 ± 0,4	45,7 ± 15,4	< 1	n.b.
Pha	5,5	10,2 ± 1,2	6,1 ± 0,3	n.b.	< 1	n.b.
	8,0	15,1 ± 2,5	9,2 ± 0,8	n.b.	< 1	18,0
Pha_HCT	5,5	5,7 ± 0,9	4,2 ± 0,4	< 5	< 1	n.b.
	8,0	8,0 ± 1,6	6,6 ± 0,6	< 5	< 1	n.b.
Pro	5,5	6,4 ± 0,8	8,0 ± 2,2	n.b.	< 1	n.b.
	8,0	10,1 ± 1,7	23,1 ± 10,5	n.b.	< 1	11,7
Pro_HCT	5,5	4,4 ± 0,9	5,0 ± 1,6	< 5	< 1	n.b.
	8,0	6,6 ± 0,7	14,8 ±5,6	25,2 ± 9,0	< 1	n.b.

Um den Abrieb der ODMTs unter realen Bedingungen zu testen, wurde eine neu entwickelte Methode verwendet (6.2.3.11), die die mechanische Beanspruchung auf die ODMTs in einem Mehrdosenbehältnis simuliert. Mit der Methode war es möglich, ODMTs mit nicht ausreichender mechanischer Stabilität für die Aufbewahrung und den Transport in einem Mehrdosenbehältnis zu identifizieren. Analog der Ph. Eur.- Grenze in Monographie 2.9.7 „*Friabilität von nichtüber-*

zogenen Tabletten", wurde ein Abrieb ≤ 1,0 % als angemessen angesehen. Alle in Tabelle 9 dargestellten ODMT-Chargen zeigten einen Abrieb unterhalb des festgelegten Grenzwertes. Ausnahmen stellten die ODMTs Pea_3 kN (ca. 30% Friabilität) und Pro_3 kN (ca. 5% Friabilität) dar (Daten nicht gezeigt). Wie bereits bei den Untersuchungen zur Bruchkraft (Abbildung 9), zeigten die Pearlitol® Flash-Minitabletten, die bei 3 kN verpresst worden waren (Pea_3 kN), die schlechtesten Werte. Jedoch korreliert die Friabilität nicht in jedem Fall mit der Bruchkraft. Die Prosolv® ODT Minitabletten, die bei 3 kN verpresst wurden, zeigten eine höhere Bruchkraft als die Pearlitol® Flash Minitabletten, die bei 5,5 kN verpresst wurden. Diese wiesen aber im Gegensatz zu den ODMTs mit Pro_3 kN eine ausreichende Abriebfestigkeit auf. Fragile ODMTs können einer mechanischen Belastung, wie sie beispielsweise bei der Tablettenabfüllung in Primärverpackungen auftritt, nicht ausreichend standhalten. Um eine akzeptable mechanische Stabilität und Abriebfestigkeit zu erreichen, wurden für ODMTs mit HCT Presskräfte ≥ 5,5 kN verwendet. Alle ODMTs mit HCT zeigten einen geringen Abrieb < 1 %, was auf eine gute Abriebfestigkeit während der Verpackung und Lagerung in Mehrdosenbehältnissen schließen lässt (Tabelle 10).

3.2.5. Zerfallsuntersuchungen

Um die ODMTs hinsichtlich ihres Zerfalls zu untersuchen, wurden die Benetzungszeit mittels „Simulated Wetting Test" (6.2.3.12.2) bestimmt, und der Arzneibuchtest Ph. Eur 2.9.1 in einer modifizierten Form (6.2.3.12.3) durchgeführt. Die Benetzungszeiten der arzneistofffreien ODMTs sind in Abbildung 10 dargestellt. Bei niedrigen Presskräften (3 kN), zeigten alle ODMTs, bis auf die Tabletten mit Parteck® ODT, kurze Benetzungszeiten ≤ 5 s. Darüber hinaus erreichten Zubereitungen mit Ludiflash® und Pearlitol® Flash, die bei höheren Presskräften verpresst wurden, ebenfalls ausreichend kurze Benetzungszeiten, da steigende Presskräfte die Benetzungszeit nur gering beeinflussten. Im Fall von Parteck® ODT wurden dagegen schon bei sehr geringen Presskräften keine Benetzungszeiten ≤ 10 s erzielt. Mit steigender Presskraft stieg die Benetzungszeit von 10.8 s bei einer Presskraft von 3 kN auf 25.2 s bei 8 kN an (Tabelle 10). Mit Parteck® ODT, welches Croscarmellose-Natrium als Sprengmittel enthält, konnten insgesamt keine zufriedenstellenden Benetzungszeiten erzielt werden. Die Hilfsstoffe, die Crospovidon bzw. Maisstärke enthalten, zeigten im Vergleich dazu bessere Zerfallseigenschaften. Bisher wurden keine aussagekräftigen Unterschiede zwischen den Sprengmitteln Crospovidon und Croscarmellose in Kombination mit Mannitol bezüglich der Zerfallszeit oder Benetzungszeit („Wetting Time") beschrieben [Radke et al. 2009, Singh et al. 2009]. Die lange Benetzungszeit der ODMTs, die Parteck® ODT enthalten, könnten durch die Art der Herstellung der Hilfsstoffe (Sprühtrocknung oder -granulierung) sowie durch die Qualität der gewählten Ausgangsubstanzen (z.B. Partikelgrößenverteilung des Sprengmittels oder des Mannitols) bedingt sein. Die komplexe Zusammensetzung von Prosolv® ODT, welches Crospovidon, silifizierte Mikrokristalline Cellulose sowie Fruktose beinhaltet, führt zu Benetzungszeiten der ODMTs, die stark abhängig von der Presskraft sind (Tabelle 26). Hinsichtlich des Zerfalls der ODMTs bietet Prosolv® ODT jedoch keinen Vorteil gegenüber den Hilfsstoffen mit einer geringeren Anzahl an Komponenten.

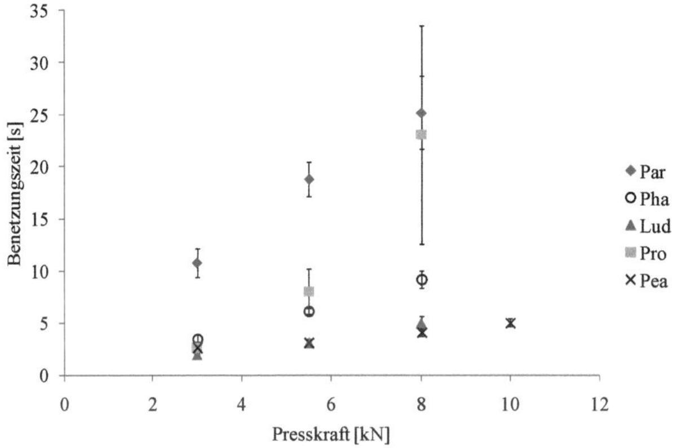

Abbildung 10. Einfluss der Presskraft auf die Benetzungszeit der arzneistofffreien ODMTs, MW±s, (n=10)

Exemplarisch wurden Porositätsuntersuchungen der ODMTs durchgeführt, die bei 8 kN verpresst wurden. Sie wiesen Porositäten zwischen 11,7 % und 18,0 % auf. Eine Abhängigkeit zwischen der Porosität der Minitabletten und der Benetzungszeit war nicht zu erkennen. Par_8 kN wies mit 17,9 % eine vergleichsweise hohe Porosität auf. Trotzdem führten diese ODMTs zu einer langen Benetzungszeit (25,2 s). Im Gegensatz dazu zeigte Lud_8 kN bei einer niedrigeren Porosität (12,6 %) eine deutlich kürzere Benetzungszeit (5,0 s). Wie in der Literatur beschrieben, ist für den Zerfall Mannitol-basierter Tabletten die Porosität, aufgrund der guten Wasserlöslichkeit des Mannitols (0,18 g/ml bei 25°C [Bika 2005]) von untergeordneter Bedeutung [Ferrari et al. 1995].

Vergleicht man die Ergebnisse des SWT für die arzneistofffreien ODMTs mit den Ergebnissen der ODTMs mit HCT (Tabelle 10), zeigte sich im Fall von Ludiflash® und Pearlitol® Flash kaum ein Einfluss des Arzneistoff-Zusatzes auf die Benetzungszeiten. Bei Pharmaburst® 500, Prosolv® ODT und Parteck® ODT verringert sich die Benetzungszeit durch den HCT-Zusatz (Tabelle 10). ODMTs mit Ludiflash® und Pearlitol® Flash und HCT erzielten die kürzesten Benetzungszeiten. Insgesamt wurden fünf verschiedene ODMT-Chargen mit Arzneistoff bei verschiedenen Presskräften ≥ 5,5 kN mit niedrigen Benetzungszeiten ≤ 5 s erhalten (Pea_HCT_8kN, Lud_HCT_5.5kN, Lud_HCT_8kN, Pha_HCT_5.5kN, Pro_HCT_5.5kN).

Die Ergebnisse des modifizierten Ph. Eur.-Zerfallstests sind für die ODMTs mit HCT in Tabelle 10 dargestellt. Mit diesem Test war es aufgrund einer schwierigen Endpunktbestimmung nicht möglich, eine Zerfallszeit <5 s genauer zu bestimmen (vgl. Kapitel 3.5.3). Der modifizierte Arzneibuchtest führt insgesamt zu ähnlichen Ergebnissen wie der SWT. Für die ODMTs mit Pearlitol® Flash sowie die ODMTs der Chargen Pha_HCT_5.5 kN-ODMTs und Pro_HCT_5.5 kN wurden Zerfallszeiten bestimmt, die annähernd mit den Benetzungszeiten übereinstimmten. Die Zerfallszeiten der ODMTs mit Parteck® ODT und der Charge Pha_HCT_8 kN waren etwas niedriger und die von Pro_HCT_8 kN etwas höher als die Benetzungszeiten. Die Zerfallszeiten der ODMTs mit Ludiflash® fielen insgesamt deutlich größer aus als die entsprechenden Benetzungszeiten. Eine detaillierte Beurteilung geeigneter Zerfallstests zur Untersuchung von ODMTs erfolgt in Kapitel 3.5.

3.2.6. Gehaltsbestimmung

Nach Ph. Eur. 2.9.40 ist die Bestimmung der Gleichförmigkeit des Gehalts einzeldosierter Arzneiformen bei einem Gehalt ≤ 25 mg Arzneistoff pro Einzeldosis zwingend erforderlich. Deshalb wurde der HCT-Gehalt von jeweils zehn ODMTs jeder Charge aus Tabelle 7 mittels HPLC (6.2.3.15) bestimmt. Die Ergebnisse der Massen- und Gehaltsbestimmung, sowie die resultierenden Akzeptanzwerte, sind in Tabelle 11 dargestellt. Die Pulvermischungen wurden bei unterschiedlichen Presskräften und Umdrehungsgeschwindigkeiten der Matrizenscheibe verpresst. Die Umdrehungsgeschwindigkeit der Matrizenscheibe hat eine großen Einfluss auf die Füllzeit der Matrize. Bei einer Umdrehungsgeschwindigkeit von 10 U/min liegt die Füllzeit der Matrize bei 2 s und bei einer Umdrehungsgeschwindigkeit von 50 U/min deutlich niedriger bei 0,4 s. Je kürzer die Füllzeit, desto bedeutender ist eine gute Fließfähigkeit des Füllguts, um eine homogene Befüllung und eine daraus resultierende gleichförmige Dosierung zu erzielen. Die Akzeptanzwerte aller Chargen, die bei einer Umdrehungsgeschwindigkeit von 10 U/min hergestellt wurden, lagen bei ≤ 15. Die Akzeptanzwerte von Lud_HCT, Pha_HCT und Pro_HCT bei 50 U/min entsprachen ebenfalls den Anforderungen der Ph. Eur.-Monographie 2.9.40. Die aus Pearlitol® Flash und Parteck® ODT hergestellten ODMTs zeigten hingegen Akzeptanzwerte >15, was zu einem großen Teil durch die große Streuung der Gehalte bedingt ist. Dies lässt auf eine ungleichmäßige Befüllung der Matrize bei der hohen Umdrehungsgeschwindigkeit schließen. Die Tablettenmasse korreliert nicht in jedem Fall mit dem jeweiligen Arzneistoffgehalt (Tabelle 11). Auch die Streuung von Gehalts- und Masse-Werten zeigt keine Korrelation.

Tabelle 11. Akzeptanzwerte für ODMTs mit Hydrochlorothiazid (Sollgehalt: 1 mg), verpresst mit unterschiedlichen Presskräften und Umdrehungsgeschwindigkeiten, ermittelt aus Gehaltsmessungen mittels HPLC (n=10); Massen der ODMTs (Sollgehalt: 1 mg), MW ± s, (n=10); Korrelationskoeffizient (Masse vs. Gehalt)

	Presskraft [kN]	Umdrehungsgeschwindigkeit (U/min)	Masse [mg]	Gehalt [%]	Akzeptanzwert	Korrelationskoeffizient
Pea_HCT	8,0	10	6,39 ± 0,09	100,9 ± 4,0	10	n.b.
		50	6,40 ± 0,14	99,1 ± 8,9	21	0,857
	10,0	10	6,75 ± 0,13	97,9 ± 3,0	8	0,434
		50	6,85 ± 0,15	97,6 ± 9,6	24	0,240
Par_HCT	5,5	10	6,39 ± 0,07	95,0 ± 2,9	10	n.b.
		50	6,36 ± 0,23	96,2 ± 6,0	17	0,412
	8,0	10	6,62 ± 0,15	94,7 ± 3,5	12	0,729
		50	6,56 ± 0,19	91,8 ± 5,0	19	0,818
Lud_HCT	5,5	10	6,68 ± 0,13	99,9 ± 4,8	12	n.b.
		50	6,65 ± 0,17	96,8 ± 3,5	10	0,894
	8,0	10	6,63 ± 0,15	97,1 ± 5,3	14	0,502
		50	6,39 ± 0,20	94,1 ± 3,4	13	0,560
Pha_HCT	5,5	10	6,48 ± 0,05	99,6 ± 4,2	10	n.b.
		50	6,50 ± 0,07	101,9 ± 3,4	9	0,542
	8,0	10	6,56 ± 0,10	101,0 ± 1,9	5	0,703
		50	6,70 ± 0,09	99,7 ± 3,1	7	0,446
Pro_HCT	5,5	10	6,46 ± 0,17	95,2 ± 3,5	12	n.b.
		50	6,23 ± 0,17	92,7 ± 3,9	15	0,694
	8,0	10	6,59 ± 0,22	97,1 ± 3,4	15	0,150
		50	6,66 ± 0,10	95,8 ± 5,0	10	0,224

Die grenzwertigen Akzeptanzwerte hängen von einer hohen Abweichung des Mittelwerts vom Sollwert ab. Bei Pro_HCT_5.5 kN_50 U/min (Akzeptanzwert:15) lag die Abweichung vom Sollwert bei 7,3 %, vergleichbar mit den Ergebnissen der ODMT-Charge Par_HCT_8 kN_50 U/min (Akzeptanzwert: 19), bei der die Abweichung bei 8,2 % lag. Bei den Chargen mit Parteck® ODT und Prosolv® ODT fielen die Gehälter bei allen untersuchten Chargen sehr niedrig aus. Dies lässt sich zum Teil durch die zu geringen Tablettenmassen erklären. Unabhängig von der Umdrehungsgeschwindigkeit führte die Charge Pha_HCT zu den besten Akzeptanzwerten, deutlich unterhalb von 15. Wie erwartet hatten die verwendeten Presskräfte keinen Einfluss auf den Akzeptanzwert.

3.2.7. Untersuchung der Arzneistofffreisetzung

Die HCT-haltigen ODMTs, die bei 5,5 kN (Ausnahme: Pea_HCT: 8 kN) verpresst wurden, wurden hinsichtlich ihrer Freisetzungseigenschaften untersucht. Der Versuchsaufbau mit dem faseroptischen Sondensystem ermöglichte die Freisetzungsuntersuchung einzelner ODMTs in 200 ml Freisetzungsmedium (6.2.3.14.2). Im Gegensatz zu den ODMTs mit Ludiflash® (eine einzelne Freisetzungskurve exemplarisch dargestellt) setzten die ODMTs mit den weiteren Hilfsstoffen den Arzneistoff innerhalb von 15 min vollständig frei (Abbildung 11). Eine Abhängigkeit der Freisetzungseigenschaften von den Zerfallseigenschaften war nicht erkennbar. Bei den ODMTs mit Parteck® ODT, Prosolv® ODT und Pharmaburst® 500 war die Arzneistofffreisetzung schon nach 10 min vollständig abgeschlossen. Das abweichende Freisetzungsverhalten von ODMTs mit Ludiflash® wurde bereits in Kapitel 3.1.4 diskutiert. Die Freisetzungsgeschwindigkeit aller ODMTs mit Ausnahme der Zubereitungen mit Ludiflash® war, verglichen mit der Zerfallsgeschwindigkeit, deutlich geringer. Diese Beobachtung kann mit der Wasserlöslichkeit (0,6 g/l bei 25°C) und der intrinsischen Lösungsgeschwindigkeit (0,1 mg/min/cm^2, bei pH 1,2, pH 4,5 und pH 6,8) des HCTs begründet werden [Ph. Eur. Kommentar 2010, Yu et al. 2004].

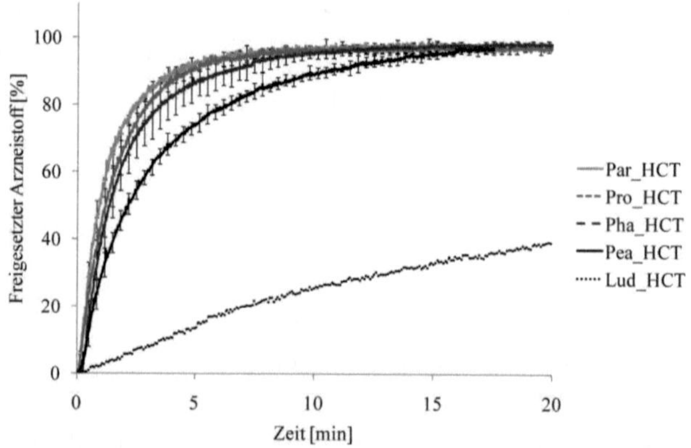

Abbildung 11. Freisetzung von Hydrochlorothiazid aus ODMTs, Presskraft: 5.5 kN (abweichend: Pea_HCT: 8 kN), bestimmt mit faseroptischem Sondensystem, 200 ml gereinigtes Wasser, 37°C, Blattrührerapparatur, 50 U/min, MW ± s, n=3 (abweichend Lud_HCT: n=1, MW)

3.2.8. Lagerstabilität

Um die Lagerstabilität der ODMTs zu untersuchen, wurden im Vorfeld Wasserdampfsorptionsanalysen bei 25°C der gebrauchsfertigen Hilfsstoffe und der verwendete Hydrochlorothiazid-Qualität durchgeführt. Die Ergebnisse sind in Abbildung 12 dargestellt. Der Arzneistoff zeigte keine Wasseraufnahme im untersuchten Bereich. Ludiflash®, Parteck® ODT· Pearlitol® Flash und Pharmaburst® 500 nahmen bei 70 % r. F. ca. 1 % bis 3 % Wasser auf und waren somit unempfindlich gegenüber hoher Luftfeuchtigkeit. Prosolv® ODT zeigte ab 60 % r. F. eine verstärkte Wasserdampfsorption (bei 70 % r. F.: ca. 12 % Massezuwachs). Die Desorption des Wassers bei Absenkung der relativen Feuchte führte zur Ausbildung einer Hysterese, so dass der Hilfsstoff erst bei 0 % r. F. das aufgenommene Wasser wieder vollständig abgegeben hat. Ludiflash®, Pharmaburst® 500 und Prosolv® enthalten Crospovidon als Sprengmittel, das als hygroskopisch (bei 70 % r. F.,> 25 % Massezuwachs) beschrieben wird [Bühler 2005]. Der geringe Anteil an Crospovidon (ca. 5 %) hatte jedoch nur einen geringen Effekt auf die Hygroskopizität von Ludiflash® und Pharmaburst® 500.

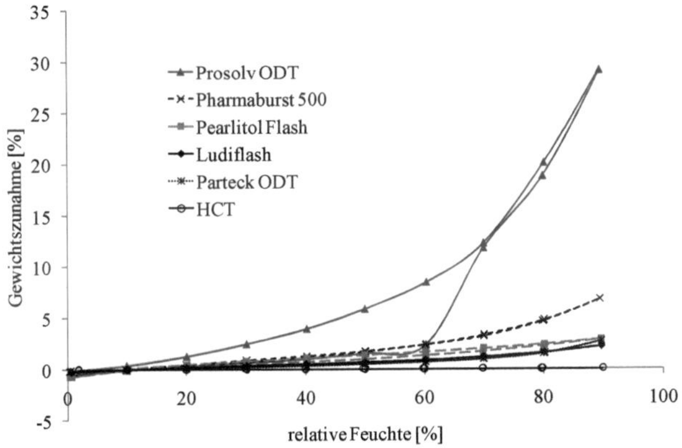

Abbildung 12. Sorptionsisothermen für die verwendeten Hilfsstoffe, sowie Hydrochlorothiazid (HCT).

Tabelle 12. Ergebnisse der Sorptionsanalyse der arzneistoffhaltigen ODMTs; Gewichtszunahme [%] bei 70% r.F.

Lud_HCT	Par_HCT	Pea_HCT	Pha_HCT	Pro_HCT
1,3	1,0	2,4	3,6	10,5

Die leicht erhöhte Wasseraufnahme bei Pharmaburst® 500 lässt sich vor allem durch den Anteil an hygroskopischem Sorbitol erklären. Bei Prosolv® ODT führt vor allem die enthaltene Fruktose zu einer erhöhten Wasseraufnahme [Hanover und White 1993]. Die Untersuchungen arzneistoffhaltiger ODMTs zeigten vergleichbare Ergebnisse (Tabelle 12).

Aufgrund dieser Ergebnisse wurden die ODMTs offen sowie in Aluminiumsachets verpackt unter Stressbedingungen nach Methode 6.2.3.16 für sechs Monate eingelagert. Anschließend wurden die Arzneiformen visuell untersucht (Abbildung 13). Die ODMTs behielten ihre Form und wiesen noch immer eine gleichmäßige und glatte Oberfläche auf. Eine Ausnahme stellten die ODMTs mit Prosolv® ODT (Pro_HCT) dar. Entsprechend der Ergebnisse der Wasserdampfsorptionsanalyse nahmen die ODMTs so viel Wasser aus der Luft auf, dass sie teilweise zerfielen. Außerdem führte die offene Lagerung zu einer gelblichen Verfärbung der ODMTs, was auf die oxidative Zersetzung von Fruktose hinweist.

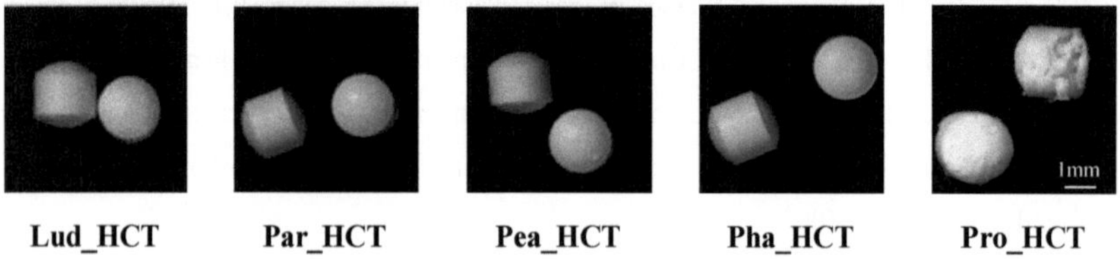

Abbildung 13. Photographische Aufnahmen der ODMTs mit HCT, Presskraft: 5,5 kN (Pea_HCT: 8 kN) nach 6 Monaten offener Lagerung unter Stressbedingungen (40°C/75 % r.F.)

Darüber hinaus wurden zu mehreren Zeitpunkten während der Lagerung die Bruchkraft, die Benetzungszeit und der Gehalt untersucht.

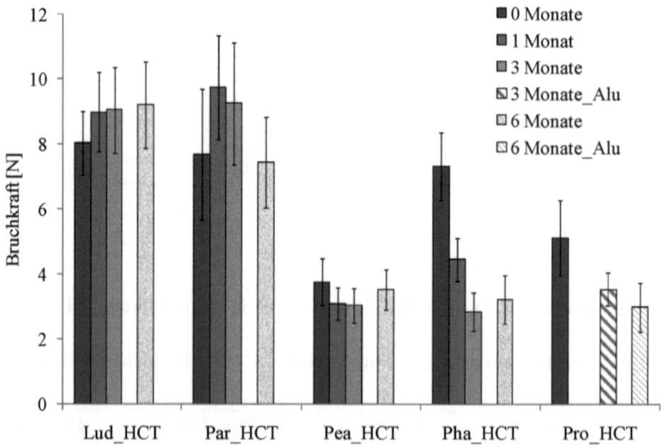

Abbildung 14. Bruchfestigkeit von ODMTs mit HCT, Presskraft: 5.5 kN (abweichend für Pearlitol Flash: 8 kN) offen oder in Aluminiumsachets verpackt, unter Stressbedingungen (40°C/75 % r.F.) gelagert, untersucht nach 0, 1, 3 und 6 Monaten, MW±s, n=10

In Abbildung 14 sind die Ergebnisse der Bruchkraftsuntersuchungen direkt nach der Herstellung, und nach offener Lagerung (ODMTs mit Prosolv® ODT wurden zuvor in Aluminiumsachets verpackt, da ansonsten keine Stabilität gegeben war) dargestellt.

Es fanden keine Veränderungen der untersuchten Eigenschaften der ODMTs mit Ludiflash®, Parteck® ODT und Pearlitol® Flash statt, wohingegen die Bruchfestigkeit der ODMTs mit Pharmaburst® 500 nach der Lagerung vermindert war. Bei der Zubereitung mit Prosolv® ODT fand trotz Verpackung in Aluminiumsachets eine geringe, allerdings nicht signifikante Reduktion der Bruchfestigkeit statt.

Die ODMTs mit Ludiflash® und Pearlitol® Flash wiesen auch nach Lagerung unter Stressbedingungen weiterhin kurze Benetzungszeiten auf (Abbildung 15). Die in Aluminiumsachets gelagerten ODMTs mit Prosolv® ODT zeigten nach sechsmonatiger Lagerung keine Veränderung der Benetzungszeit. Wohingegen sich die Benetzungszeit der ODMTs mit Parteck® ODT während der Lagerung deutlich verlängerte. Der SWT wurde nach 60 s beendet, ohne dass die ODMTs vollständig mit der Farblösung benetzt waren. Eine mögliche Erklärung hierfür könnte ein Alterungsprozess des Croscarmellose-Natriums unter Stressbedingungen sein. Bereits in der Literatur wurde eine Verlängerung der Freisetzung für feuchtgranulierte Tabletten mit Croscarmellose-Natrium nach Lagerung bei 80 % r.F. beschrieben [Gordon et al. 1993]. Die ODMTs mit Pharmaburst® 500 hingegen zeigten eine erniedrigte Benetzungszeit. Die Veränderungen der Bruchkraft und Benetzungszeit der ODMTs mit Pharmaburst® 500 könnten durch eine partielle Umwandlung des α-Mannitols in das ß-Mannitol bedingt sein (siehe Kapitel 3.2.2).

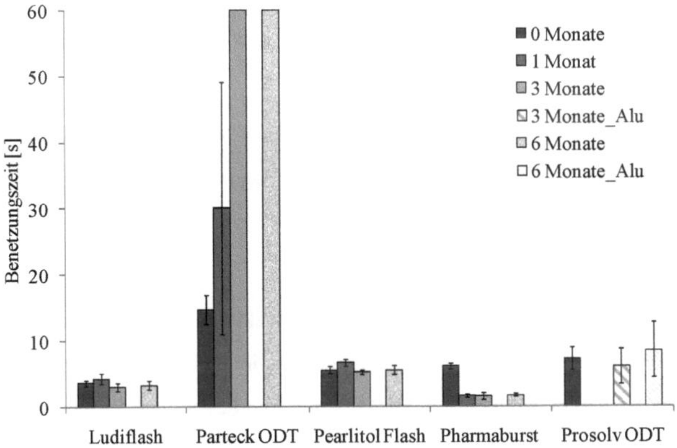

Abbildung 15. Benetzungszeit von ODMTs mit HCT, Presskraft: 5.5 kN (abweichend für Pearlitol Flash: 8 kN) offen oder in Aluminiumsachets verpackt, unter Stressbedingungen (40°C/75 % r.F.) gelagert, untersucht nach 0, 1, 3 und 6 Monaten, MW±s, n=10

Neben Bruchkraft und Benetzungszeit wurde der Arzneistoffgehalt in der Arzneiform ohne Packmittel (mit Ausnahme der ODMTs mit Prosolv® ODMT, die in Aluminiumsachets verpackt waren) über die Lagerungsdauer untersucht. HCT ist als Bulkware bei Raumtemperatur über fünf Jahre stabil. Jedoch kann es in Zubereitungen zu Instabilität kommen, da der Arzneistoff in wässriger Lösung pH-abhängig zu 4-Amino-6-chlor-1,3-benzodisulfonamid und Formaldehyd hydrolysiert werden kann [Mollica et al. 1971]. Die Untersuchungen der Zubereitungen mittels

HPLC (6.2.3.15) zeigten keine Veränderungen des Hydrochlorothiazid-Gehalts in den ODMTs während der sechsmonatigen Lagerung unter Stressbedingungen (Abbildung 16). Somit fand keine Zersetzung des Arzneistoffs statt, anders als bei flüssigen HCT-Zubereitungen und HCT-Hartgelatine-Kapseln mit Lactose als Füllmittel, für die eine Zersetzung in der Literatur beschrieben wurde [Barnscheid 2007, Desai et al. 1994]. Hydrochlorothiazid ist somit in der festen Arzneiform ODMT unter den gewählten Bedingungen stabil.

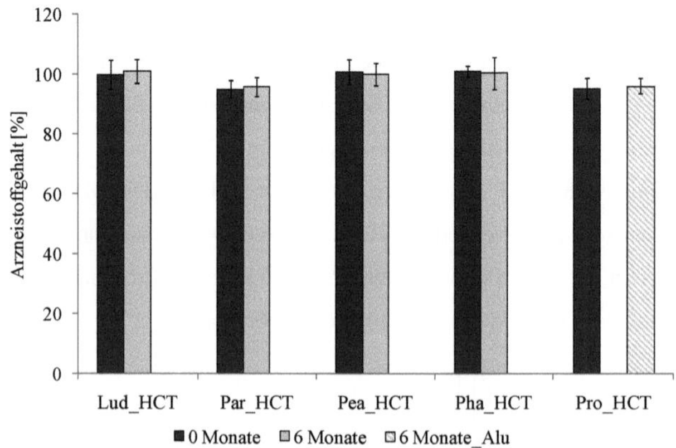

Abbildung 16. Hydrochlorothiazid-Gehalt der ODMTs in Abhängigkeit von der Lagerungsdauer, Presskraft: 5.5 kN (abweichend für Pearlitol Flash: 8 kN) offen (abweichend für Prosolv® ODT: in Aluminiumsachets verpackt) unter Stressbedingungen (40°C/75 % r.F.) gelagert, MW±s, n=10

3.2.9. Zusammenfassung

Die gebrauchsfertigen co-prozessierten Hilfsstoffe für die Direkttablettierung weisen unterschiedliche Charakteristika hinsichtlich ihrer Tablettierbarkeit, sowie der Zerfallszeiten und mechanischen Eigenschaften der daraus hergestellten ODMTs auf. Die bevorzugte Kombination aus guter Fließfähigkeit und kleinem Hausner-Faktor zeigten Pearlitol® Flash und Pharmaburst® 500. Die höchste mechanische Stabilität der ODMTs wurde mit Parteck® ODT, Ludiflash® und Pharmaburst® 500 erzielt. Die kürzesten Benetzungszeiten wiesen ODMTs mit Pearlitol® Flash und Ludiflash® auf. Bei dem modifizierten Ph. Eur.-Zerfallstest zeigten ebenfalls die ODMTs mit Pearlitol® Flash sowie mit Pharmaburst® 500 die kürzesten Zerfallszeiten. Die Freisetzungseigenschaften aller ODMTs waren zufriedenstellend, mit Ausnahme der Charge mit Ludiflash®. Der Vergleich der Hilfsstoffe hinsichtlich der Gleichförmigkeit des Gehalts der hergestellten ODMTs ergab die niedrigsten Akzeptanzwerte bei Verwendung von Ludiflash®, Pharmaburst® und Prosolv® ODT. Die Lagerungsstabilität kann unter Berücksichtigung der Zielgrößen Bruchkraft, Benetzungszeit und Hydrochlorothiazid-Gehalt, für Pearlitol® Flash und Ludiflash® am besten bewertet werden. Aufgrund der divergierenden Eigenschaften sollte die Auswahl des Hilfsstoffs der jeweiligen Aufgabenstellung angepasst werden. Insgesamt zeigten jedoch Pearlitol® Flash und Pharmaburst® 500 die besten Ergebnisse. Ludiflash® ist auf Grund seiner langsamen Arneistofffreisetzung nur bedingt geeignet für die Herstellung von ODMTs mit HCT. Parteck® ODT und Prosolv® ODT zeigten im Rahmen dieser Arbeit ungenügende Eigenschaften für die Direkttablettierung von HCT-haltigen Pulvermischungen zu ODMTs.

3.3. Vergleich von physikalischen Mischungen und Trockengranulaten mit gebrauchsfertigen Hilfsstoffen

3.3.1. Einleitung

Im vorherigen Kapitel konnten deutliche Unterschiede zwischen den gebrauchsfertigen Hilfsstoffen zur Direkttablettierung von ODMTs deutlich gemacht werden. Alle untersuchten, durch Co-Prozessierung hergestellten Hilfsstoffe wiesen sowohl Vor- als auch Nachteile auf, so dass ein geeigneter Hilfsstoff entsprechend der Aufgabenstellung ausgewählt werden sollte. In den folgenden Untersuchungen wurde evaluiert, ob die vergleichsweise teuren gebrauchsfertigen Hilfsstoffe Vorteile gegenüber physikalischen Mischungen der reinen Hilfsstoffe oder durch Walzenkompaktierung hergestellten Granulaten mit einer vergleichbaren Zusammensetzung aufweisen [Bas und Bentouhami 2011].

Trockengranulation führt zu einer Kornvergrößerung, wodurch häufig eine Verbesserung der Fließfähigkeit erzielt werden kann [Serno et al. 2007]. Darüber hinaus kann durch Granulation eine Entmischung während des Tablettierprozesses verhindert werden, da die beim Mischvorgang erzielte Mischgüte „eingefroren“ wird. Ein Vorteil der Walzenkompaktierung im Vergleich zur Feuchtgranulierung ist die günstige Prozessführung: durch das Fehlen der Trocknung ist es weniger zeitaufwendig sowie kostengünstiger. Zudem können auch feuchtigkeitsempfindliche Substanzen verarbeitet werden. Als nachteilig ist allerdings eine mögliche Verschlechterung der Kompaktibilität zu bewerten, wie es z.B. für Mikrokristalline Cellulose in der Literatur beschrieben ist [Herting und Kleinebudde 2008].

Für die Untersuchungen wurde sprühgetrocknetes Mannitol (Parteck M 100) verwendet. HCT diente, wie in den vorherigen Untersuchungen, als Modellarzneistoff. Außerdem wurden verschiedene Sprengmittel eingesetzt, die auch Bestandteil der gebrauchsfertigen Hilfsstoffe sind. Die Pulvermischungen wurden unter verschiedenen Bedingungen (Tabelle 28) walzenkompaktiert. Die resultierenden Schülpen wurden anschließend granuliert. Die Granulate wurden ungesiebt mit dem Schmiermittel gemischt und anschließend zu Minitabletten tablettiert. Der Fokus lag auf der Verwendung von sogenannten *Superdisintegrants* (Crospovidon, Croscarmellose-Natrium), da sich die Maisstärke aufgrund ihrer schlechten Kompaktibilität nur bedingt für die Tablettierung eignet (3.2.4). Es wurde deshalb exemplarisch nur eine trockengranulierte Zubereitung mit Maisstärke hergestellt, untersucht und mit der Maisstärke-haltigen Zubereitung Pearlitol® Flash verglichen. Zusätzlich zur Trockengranulierung wurden physikalische Mischungen aus Arzneistoff, Mannitol, Sprengmittel und Schmiermittel hergestellt und direkt zu Minitabletten verpresst (Tabelle 13). Die Pulvermischungen und Granulate wurden hinsichtlich ihrer Haufwerk-Eigenschaften Fließfähigkeit und Hausnerfaktor untersucht. Darüber hinaus wurden für die resultierenden Minitabletten Bruchkraft, Friabilität, Benetzungszeit, Zerfallszeit nach Ph. Eur. und Gleichförmigkeit des Gehalts bestimmt. Die Resultate wurden mit den Ergebnissen der gebrauchsfertigen Hilfsstoffe aus Kapitel 3.2 verglichen.

Tabelle 13. Zusammensetzung der Granulate (CP_gran, CCN_gran, MS_gran) und Pulvermischungen (CP_direkt, CCN_direkt), spezifische Kompaktierkraft und verwendete Presskraft

	CP_direkt	CP_gran	CCN_direkt	CCN_gran	MS_gran
Mannitol/Crospovidon (95:5)	81,5	81,5	--	--	--
Mannitol/Croscarmellose-Natrium (95:5)	--	--	81,5	81,5	--
Mannitol/Maisstärke (80:20)	--	--	--	--	81,5
Natriumstearylfumarat	3,5	3,5	3,5	3,5	3,5
Hydrochlorothiazid	15,0	15,0	15,0	15,0	15,0
Spezifische Kompaktierkraft [kN/cm]	--	4; 7	--	4; 7	7
Presskraft [kN]	3; 5,5; 8	3; 5,5; 8	3; 5,5; 8	3; 5,5; 8	3; 5,5; 8

3.3.2. Fließverhalten

Die physikalischen Mischungen, Granulate und Tablettiermischungen mit den gebrauchsfertigen Hilfsstoffen wurden hinsichtlich ihrer Fließverhalten nach Ph. Eur. 2.9.36 und Jenike (Tabelle 14) untersucht [Jenike 1964]. Insgesamt zeigten die Granulate die niedrigsten Hausnerfaktoren. Der geringe Unterschied zwischen Schütt- und Stampfdichte führt zu einer gleichmäßigen Matrizenfüllung während der Tablettierung. Die Mischungen mit Croscarmellose-Natrium und Maisstärke, die mit einer spezifischen Kraft von 7 kN/cm kompaktiert wurden, zeigten hierbei die besten Eigenschaften (Hausnerfaktor: 1,14). Auch die physikalischen Mischungen wiesen niedrigere Hausnerfaktoren auf als die Mischungen mit den gebrauchsfertigen Hilfsstoffen (Tabelle 14).

Tabelle 14. Fließverhalten der selbst hergestellten Granulate und Pulvermischungen im Vergleich zu den Mischungen aus Tabelle 9 mit Hydrochlorothiazid, (MW±s, n=3)

	Hausner-faktor	**Fließverhalten nach Ph.Eur. 2.9.36**	**ffc-Wert**	**Fließverhalten nach Jenike**
CP_direkt	1,21	zufriedenstellend	8,5 ± 0,2	leicht fließend
CP_gran_4 kN/cm	1,17	gut	6,3 ± 0,1	leicht fließend
CP_gran_7 kN/cm	1,17	gut	8,3 ± 0,4	leicht fließend
CCN_direkt	1,21	zufriedenstellend	11,0 ± 0,3	frei fließend
CCN_gran_4 kN/cm	1,16	gut	5,8 ± 0,3	leicht fließend
CCN_gran_7 kN/cm	1,14	gut	6,9 ± 0,4	leicht fließend
MS_gran_7 kN/cm	1,14	gut	7,9 ± 0,2	leicht fließend
Pea_HCT	1,22	zufriedenstellend	10,0 ± 0,0	frei fließend
Par_HCT	1,26	mäßig	8,1 ± 0,6	leicht fließend
Lud_HCT	1,27	mäßig	7,9 ± 0,1	leicht fließend
Pha_HCT	1,24	zufriedenstellend	12,8 ± 0,3	frei fließend
Pro_HCT	1,36	schlecht	8,5 ± 0,4	leicht fließend

Ein Vergleich der ffc-Werte liefert abweichende Ergebnisse. Nur die physikalische Mischung mit Croscarmellose-Natrium sowie die Mischungen mit Pearlitol® Flash und Pharmaburst® 500 zeigen ein freies Fließverhalten nach Jenike an [1964]. Insgesamt wiesen die Granulate niedrigere ffc-Werte als die physikalischen Mischungen auf, da das sprühgetrocknete Mannitol bereits ein ausgezeichnetes Fließverhalten zeigt, welches durch die Kompaktierung verschlechtert wurde. Das Fließverhalten der physikalischen Mischungen ließ sich mit dem der Mischungen mit den gebrauchsfertigen Hilfsstoffen vergleichen.

Vergleicht man die Granulate untereinander, erzielten die stärker kompaktierten Zubereitungen (spezifische Kompaktierkraft: 7 kN/cm) die höchsten ffc-Werte. Bei der geringeren Kompaktierkraft trat vermehrt Feinanteil auf, was auf unkompaktiertes Material hinweist. Dies führte zu einer breiteren Partikelgrößenverteilung und demzufolge zu einer Verschlechterung des Fließverhaltens. Der Feinanteil wurde im Rahmen dieser Arbeit nicht quantitativ erfasst.

3.3.3. Mechanische Stabilität und Kompaktibilität

Die Ergebnisse der Untersuchungen der Bruchkraft als Maß für die mechanische Stabilität sind in Abbildung 17 dargestellt. Die erzielten Bruchkräfte lagen zwischen 3,0 N für CP_gran_7 kN/cm (Presskraft: 3 kN) und 14,5 N für CCN_gran_4 kN/cm (Presskraft: 8 kN). Die Ergebnisse wiesen eine hohe Streuung auf, so dass eine Unterscheidung hinsichtlich der Bruchkraft und der Kompaktibilität zwischen den Chargen nicht möglich war. Betrachtet man die Tendenzen können für den Einfluss des Sprengmittels folgende Schlussfolgerungen gemacht werden: die aus physikalischen Mischungen direktverpressten Tabletten (CP_direkt, CCN_direkt) zeigten eine gute mechanische Stabilität, mit maximalen Buchkräften von 11,4 N (CCN_direkt) und 12,9 N (CP_direkt). Vergleicht man die beiden Zubereitungen, die mit 4 kN/cm vorkompaktiert wurden, wurden mit Croscarmellose-Natrium höhere Bruchkräfte erzielt als mit Crospovidon. Bei Betrachtung der Zubereitungen, die mit 7 kN/cm vorkompaktiert wurden (CP_gran_7 kN/cm, CCN_gran_7 kN/cm, MS_gran_7 kN/cm), zeigten sich vergleichbare Bruchkräfte, insbesondere bei den Minitabletten, die mit mittlerer und hoher Presskraft verpresst wurden. Aus dem Vergleich der ODMTs aus Trockengranulaten und physikalischen Mischungen mit dem gleichem Sprengmittel konnte keine bevorzugte Vorprozessierung abgeleitet werden. So führte CCN_gran_4 kN/cm zu den höchsten Bruchkräften von Minitabletten mit Croscarmellose-Natrium. Während bei den Crospovidon-Zubereitungen höhere Bruchkräfte durch Walzenkompaktierung mit 7 kN/cm und durch die Direkttablettierung der physikalischen Mischung erhalten wurden.

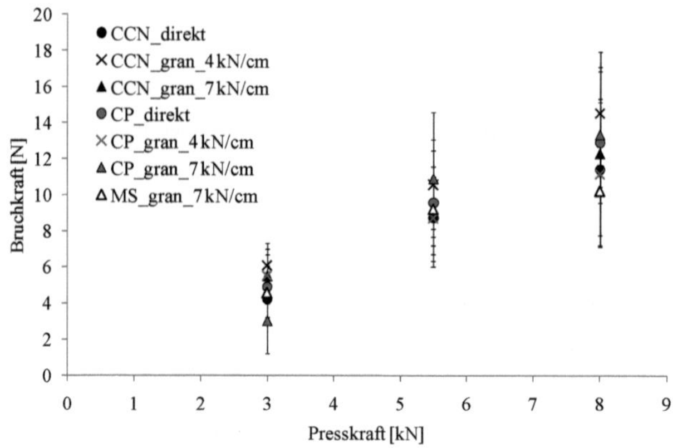

Abbildung 17. Einfluss der Presskraft auf die Bruchkraft von ODMTs nach Walzenkompaktierung oder Direkttablettierung physikalischer Mischungen, MW±s, (n=10)

Der Vergleich zu den HCT-haltigen Minitabletten, die mit den gebrauchsfertigen Hilfsstoffen hergestellt wurden (3.2.3), zeigt, dass aus Granulaten ODMTs mit höheren maximalen Bruchkräften (CCN_gran_4 kN/cm; 14,5 N) hergestellt werden konnten als mit den gebrauchsfertigen Hilfsstoffen (Par_HCT; 11,8 N). Mit allen Zubereitungen aus Tabelle 13 konnten ODMTs mit einer Bruchkraft >10 N erhalten werden. Bei den Tabletten, die mit gebrauchsfertigen Hilfsstoffen und HCT hergestellt wurden, erreichte nur die Charge Par_HCT eine Bruchkraft oberhalb von 10 N.

Die Zubereitungen, die Croscarmellose-Natrium enthielten (Par_HCT, CCN_direkt, CCN_gran_4 kN/cm, CCN_gran_7 kN/cm), ließen sich hinsichtlich ihrer Bruchkraft wie folgt sortieren:

CCN_gran_4 kN/cm > CCN_gran_7 kN/cm > Par_HCT = CCN_direkt.

Aufgrund der hohen Varianz können jedoch nur Tendenzen bestimmt werden. Für die Zubereitungen mit Crospovidon als Sprengmittel sieht die Reihenfolge wie folgt aus:

CP_gran_7 kN/cm = CP_direkt > CP_gran_4 kN > Lud_HCT = Pha_HCT > Pro_HCT.

Beim Vergleich der Zubereitungen mit Maisstärke als Sprengmittel zeigten die ODMTs mit dem gebrauchsfertigem Hilfsstoff deutlich geringere Bruchkräfte (Pea_HCT: Presskraft:8 kN, Bruchkraft: 4,5 N) als die ODMTs aus Trockengranulaten (MS_gran_7 kN/cm: Presskraft: 8 kN, Bruchkraft: 10,2 N). Somit konnten die Ergebnisse von Wu und Sun [2007], die vergleichbare Beobachtungen für Mannitol-Granulate gemacht haben, bestätigt werden. Hinsichtlich der Bruchkraft der Minitabletten boten die gebrauchsfertigen Hilfsstoffe keinen Vorteil gegenüber den Trockengranulaten und physikalischen Mischungen. Eine Verringerung der Bruchkraft durch die Walzenkompaktierung trat bei keiner Zubereitung auf.

Alle Zubereitungen aus Tabelle 13 zeigten eine Friabilität (6.2.3.11) unter 1 %. Ausnahmen stellen die Chargen CP_gran_7 kN/cm (1,3 %) und MS_gran_7 kN/cm (2,8 %), die bei 3 kN verpresst wurden, dar. Der leicht erhöhte Abrieb hängt mit der geringen angewandten Presskraft von 3 kN zusammen. Die Ergebnisse des Friabilitäts-Tests decken sich mit denen der ODMTs mit co-prozessierten Hilfsstoffen.

3.3.4. Zerfallsuntersuchungen

Die Ergebnisse des SWT sind in Abbildung 18 dargestellt. Es wurden Benetzungszeiten zwischen 1,0 s für CP_direkt (Presskraft: 3 kN) und 29,5 s für CCN_gran_4 kN/cm (Presskraft: 8 kN) erzielt. Trotz großer Streuung der Ergebnisse bei langen Benetzungszeiten lassen sich Unterschiede zwischen den Zubereitungen erkennen. Die ODMTs mit Crospovidon zeigten kürzere Benetzungszeiten, als die ODMTs mit Maisstärke oder Croscarmellose-Natrium:

Crospovidon < Maisstärke < Croscarmellose-Natrium.

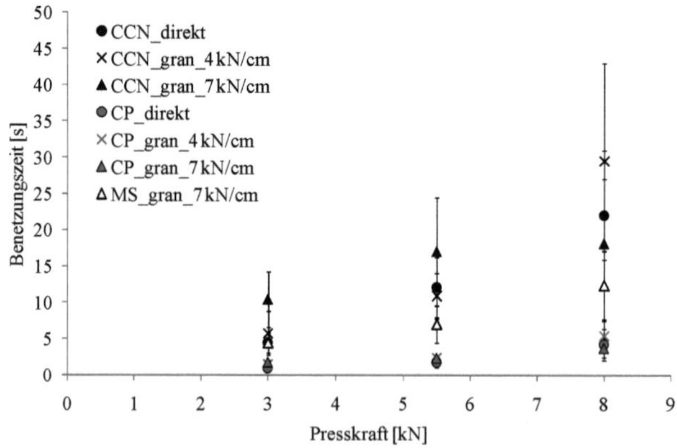

Abbildung 18. Einfluss der Presskraft auf die Benetzungszeit der ODMTs nach Walzenkompaktierung oder Direkttablettierung der physikalischen Mischungen, MW±s, (n=10)

Unabhängig von der Vorbehandlung lagen die Benetzungszeiten der Crospovidon-Chargen bei den unterschiedlichen Presskräften dicht beieinander. Die Benetzungszeiten der Croscarmellose-Natrium- Zubereitungen zeigten eine geringfügig größere Streuung, wobei die Zubereitungen CCN_direkt und CCN_gran_4 kN/cm (bei mittlerer und niedriger Presskraft) kürzere Benetzungszeiten erzielten, als die ODMTs der Chargen CCN_gran_7 kN/cm. Bei einer Presskraft von 8 kN erreichte diese Charge kürzere SWT_Zeiten als CCN_direkt und CCN_gran_4 kN/cm. Da die Werte für die beiden granulierten Zubereitungen große Streuungen aufwiesen, war eine Unterscheidung jedoch nicht möglich.

Ein Vergleich dieser Resultate (Presskräfte von 5,5 kN und 8 kN) mit den Ergebnissen der HCT-ODMTs mit gebrauchsfertigen Hilfsstoffen (3.2.5) führte zu folgenden Erkenntnissen. Mit den gebrauchsfertigen Hilfsstoffen konnten keine vergleichbar kurzen Benetzungszeiten erzielt werden (CP_direkt; Presskraft: 5,5 kN: Benetzungszeit: 1,8 s / Lud_HCT; Presskraft: 5,5 kN: Benetzungszeit: 3,0 s). Mit allen Trockengranulaten und physikalischen Mischungen, die Crospovidon enthielten, konnten bei Presskräften ≥ 5.5 kN, Benetzungszeiten unter 3 s erzielt werden. Diese Ergebnisse wurden mit keiner Charge mit gebrauchsfertigem Hilfsstoff und HCT erhalten. Der Vergleich der Benetzungszeiten aller Zubereitungen mit Crospovidon ergibt diese Reihenfolge:

CP_direkt < CP_gran_7 kN/cm = CP_gran_4 kN < Lud_HCT < Pha_HCT < Pro_HCT.

Im Vergleich zu Crospovidon zeigten die Chargen mit Croscarmellose-Natrium längere Benetzungszeiten. Hinsichtlich ihrer Benetzungszeiten konnten sie folgendermaßen eingestuft werden:

CCN_gran_4 kN/cm < CCN_direkt < Par_HCT < CCN_gran_7 kN/cm.

Bei dem Vergleich der Zubereitungen mit Maisstärke zeigte die Charge mit Pearlitol® Flash eine kürzere Benetzungszeit, als die ODMT-Charge MS_gran_7 kN/cm.

Insgesamt konnte kein Vorteil der ODMTs mit gebrauchsfertigen Hilfsstoffen gegenüber den Trockengranulaten und physikalischen Mischungen mit Crospovidon und Croscarmellose-Natrium bezüglich der Benetzungszeit nachgewiesen werden.

Tabelle 15. Zerfallszeiten (modifizierte Ph. Eur. Methode) der ODMTs aus den selbst hergestellten Granulaten und physikalischen Mischungen; MW±s (n=6)

	Presskraft [kN]	**Zerfallszeit [s]**
	3,0	< 5
CP_direkt	5,5	< 5
	8,0	5,3 ± 0,5
	3,0	5,2 ± 0,4
CP_gran_4 kN/cm	5,5	5,0 ± 0,0
	8,0	8,0 ± 3,6
	3,0	5,3 ± 0,5
CP_gran_7 kN/cm	5,5	5,2 ± 0,4
	8,0	9,8 ± 3,3
	3,0	< 5
CCN_direkt	5,5	9,8 ± 0,7
	8,0	20,7 ± 3,1
	3,0	5,7 ± 0,5
CCN_gran_4 kN/cm	5,5	10,0 ± 3,9
	8,0	20,8 ± 7,3
	3,0	9,0 ± 3,2
CCN_gran_7 kN/cm	5,5	12,5 ± 5,8
	8,0	24,8 ± 12,1
	3,0	6,8 ± 1,7
MS_gran_7 kN/cm	5,5	7,5 ± 1,1
	8,0	11,3 ± 7,0

In Tabelle 15 sind die Zerfallszeiten dargestellt, die mit dem modifizierten Ph. Eur.-Zerfallstest ermittelt wurden (6.2.3.12.3). Die kürzesten Zerfallszeiten wurden mit den direktverpressten Zubereitungen, CP_direkt (Presskraft: 3 und 5,5 kN) und CCN_direkt (Presskraft: 3 kN) erzielt. Die längsten Zerfallszeiten wiesen die Tabletten der Charge CCN_gran_7 kN/cm (Presskraft: 8 kN) auf. Durch die Walzenkompaktierung gab es einen leichten Anstieg der Zerfallszeiten der ODMTs mit Crospovidon, wie auch der mit Croscarmellose-Natrium. Dennoch verdeutlicht der Vergleich der Zerfallszeiten der gleich hergestellten ODMTs mit unterschiedlicher Zusammensetzung die Überlegenheit von Crospovidon als Sprengmittel gegenüber Croscarmellose Natrium.

Fünf ODMT-Chargen mit gebrauchsfertigen Hilfsstoffen (Lud_HCT_5.5 kN, Lud_HCT_8 kN, Pea_HCT_8 kN, Pea_HCT_10 kN, Pro_HCT_5.5 kN) erreichten Zerfallszeiten < 5 s. Im Vergleich dazu erzielten die drei Chargen mit Crospovidon bei einer Presskraft von 5,5 kN vergleichbare Zerfallszeiten von etwa 5 s und konnten somit mit den ODMTs, die aus gebrauchsfertigen Hilfsstoffen hergestellt wurden, konkurrieren.

Für weitere Untersuchungen wurden die ODMT-Chargen die gleichzeitig eine akzeptable Bruchkraft und eine geringe Benetzungszeit zeigten, ausgewählt. Es wurden acht ODMT-Chargen mit einer Bruchkraft > 6 N sowie einer Benetzungszeit < 10 s für weiter Untersuchungen verwendet. Sechs der acht Chargen enthielten Crospovidon als Sprengmittel. Crospovidon war somit im Vergleich zu Croscarmellose-Natrium als Sprengmittel für ODMTs, die aus Trockengranulaten und physikalischen Mischungen hergestellt wurden, besser geeignet.

3.3.5. Gleichförmigkeit des Gehalts

Die Masse und der Gehalt von ODMTs aus den acht ausgewählten ODMT-Chargen wurden bestimmt. Die Gehaltsbestimmung erfolgte mittels HPLC (6.2.3.15) und der Akzeptanzwert wurde berechnet. Alle untersuchten Chargen (Tabelle 16) erreichten einen Akzeptanzwert < 15 und entsprachen somit den Anforderungen des Ph.Eur. Den niedrigsten Akzeptanzwert erzielte die Charge CP_gran_7 kN/cm (Presskraft: 5,5 kN), den höchsten Akzeptanzwert zeigte CP_gran_4 kN/cm. Der Vergleich der Akzeptanzwerte der ODMTs mit Crospovidon ergab, dass, die bei hohen spezifischen Kompaktierkräften hergestellten Trockengranulate, zu Minitabletten mit den besten Akzeptanzwerten führten. Die zweithbesten Werte wurden durch die Direkttablettierung erhalten. Ein direkter Zusammenhang zu den Ergebnissen der Fließfähigkeitsuntersuchungen (Hausnerfaktor und ffc-Wert) aus Tabelle 14 war nicht erkennbar. Die granulierten Zubereitungen mit Crospovidon zeigten in beiden Fällen eine im Vergleich zum Sollwert (6,66 mg) erhöhte mittlere Masse (2,7% - 5,9%). Die Abweichung war im Fall von CP_gran_4 kN/cm größer. Die Zunahme der mittleren Masse spiegelt sich bei CP_gran_4 kN/cm außerdem in einem erhöhten Gehalt um 3 % wider. Daneben wies diese Charge im Vergleich zu CP_gran_7 kN/cm und zu CP_direkt auch eine größere Streuung der Gehalte auf. Es konnte jedoch nur bei zwei Chargen (CP_gran_4 kN/cm_5,5 kN; CP_gran_ 7 kN/cm_8 kN) eine gute Korrelation zwischen Masse und Gehalt gefunden werden (Tabelle 16). Die direkt verpressten ODMTs der Charge CP_direkt zeigten kaum Abweichungen in der mittleren Masse und nur leicht erhöhte mittlere Gehalte, weswegen der berechnete Akzeptanzwert niedriger ausfiel. Außerdem zeigten die Gehälter eine vergleichsweise hohe Streuung. Es lässt ist kein Zusammenhang zwischen Masse und Gehalt erkennbar. Dies lässt vermuten, dass es zu einer Entmischung während des Tablettierprozesses kam. Die Chargen CCN_gran_4 kN/cm und MS_gran_7 kN/cm zeigten zu geringe Gehälter. Dies lässt sich nicht durch die mittleren Tablettenmassen erklären. Die Varianz der Gehalte konnte jedoch mit der Varianz der Tablettenmassen erklärt werden.

Tabelle 16. Akzeptanzwerte für ausgewählte ODMTs mit Hydrochlorothiazid (Sollgehalt: 1 mg), aus den selbst hergestellten Granulaten und physikalischen Mischungen, ermittelt aus Gehaltsbestimmungen mittels HPLC; Massen der ODMTs (Sollwert: 6,6 mg), MW ± s, (n=10); Korrelationskoeffizient (Masse vs. Gehalt)

	Presskraft [kN]	Masse [mg]	Gehalt [%]	Akzeptanz-wert	Korrelations-koeffizient
CP_direkt	5,5	6,62 ± 0,08	102,5 ± 3,4	9	0,072
	8,0	6,72 ± 0,06	101,3 ± 4,0	10	0,585
CP_gran_ 4 kN/cm	5,5	6,96 ± 0,28	103,2 ± 4,7	13	0,971
	8,0	7,05 ± 0,21	103,0 ± 3,7	10	0,512
CP_gran_ 7 kN/cm	5,5	6,84 ± 0,22	99,7 ± 2,5	6	0,654
	8,0	7,02 ± 0,25	100,7 ± 3,3	8	0,930
CCN_gran_ 4 kN/cm	3,0	6,75 ± 0,19	96,1 ± 2,4	8	0,838
MS_gran_ 7 kN/cm	5,5	7,01 ± 0,21	96,7 ± 2,4	8	0,727

Die erzielten Ergebnisse sind mit denen der ODMT-Chargen mit gebrauchsfertigen co-prozessierten Hilfsstoffen (Tabelle 11) vergleichbar. Unter den gleichen Bedingungen wurden mit den gebrauchsfertigen Hilfsstoffen Akzeptanzwerte zwischen 5 und 15 erzielt; mit den selbst hergestellten Granulaten und den physikalischen Mischungen konnten Werte zwischen 6 und 13 erreicht werden.

3.3.6. Zusammenfassung

Die physikalischen Mischungen und Trockengranulate von Hydrochlorothiazid, Mannitol Sprengmittel und Schmiermittel führen zu „leicht“ bis „frei fließenden“ Haufwerken mit „zufriedenstellenden“ bis „guten“ Hausnerfaktoren.

Das Verpressen von durch Walzenkompaktierung hergestellten Trockengranulaten, wie die Verwendung physikalischer Pulvermischungen führt zu ODMTs mit ausgezeichneten mechanischen und guten Zerfallseigenschaften. Die untersuchten Chargen wiesen eine gute Kompaktibilität, unabhängig vom verwendeten Sprengmittel und der Vorprozessierung, auf. Die Verwendung von Crospovidon führte zu ODMTs, die zugleich eine hohe Bruchkraft und einen schnellen Zerfall aufwiesen.

Darüber hinaus entsprechen alle untersuchten Chargen den Anforderungen des Arzneibuchs bezüglich der Gleichförmigkeit des Gehaltes

Im Vergleich zu den gebrauchsfertigen Hilfsstoffen erreichten die selbst hergestellten Mischungen vergleichbare Werte für die Fließfähigkeit, die Friabilität und die Gleichförmigkeit des Gehalts der ODMTs. Bei dem modifizierten Zerfallstest führten die ODMTs mit gebrauchsfertigen Hilfsstoffprodukten zu kürzeren Zerfallszeiten als die ODMTs aus Trockengranulaten oder physikalischen Mischungen. In Bezug auf Bruchkraft und Benetzungszeit zeigten die ODMTs aus selbst hergestellten Mischgütern und Granulaten überlegene Ergebnisse gegenüber den ODMTs mit handelsüblichen gebrauchsfertigen Hilfsstoffen.

Im Rahmen der durchgeführten Untersuchungen konnte kein Vorteil der Verwendung von Trockengranulaten sowie von gebrauchsfertigen Hilfsstoffen gegenüber physikalischer Mischungen ermittelt werden. Es können somit Kosten und Zeit gespart werden, da keine Notwendigkeit besteht teure co-prozessierte Handelsprodukte oder Trockengranulate für die Herstellung von ODMTs zu verwenden.

3.4. Orodispersible Minitabletten mit Geschmacksmaskierung

3.4.1. Einleitung

Die Geschmacksmaskierung unangenehm schmeckender Arzneistoffe hat eine große Bedeutung für die Entwicklung orodispersibler Arzneizubereitungen [Douroumis 2007, Gosh et al. 2011, Shukla et al. 2009b]. Dies gilt insbesondere für Arzneimittel, die Anwendung in der Kinderheilkunde finden [CHMP 2006]. Kinder reagieren deutlich sensibler als Erwachsene auf bitteren und sehr süßen Geschmack [Davies und Tuleu 2008], so dass unangenehm schmeckende Arzneizubereitungen die Therapietreue gefährden können.

Verschiedene Prinzipien können zur Geschmacksmaskierung bei orodispersiblen Zubereitungen angewendet werden. Ein Prinzip stellt die Verwendung physikalischer Barrieren dar, was durch einen speichelresistenten Überzug der Arzneistoffpartikel in der Wirbelschicht erfolgen kann [Douroumis 2007]. Darüber hinaus können auch Extrusion/Sphäronisation, Sprühtrocknungsprozesse oder Mikroverkapselung als Verfahren angewendet werden [Douroumis 2007]. Des Weiteren kann mittels Komplexierung mit Cyclodextrinen oder Ionenaustauschern eine Geschmacksmaskierung erzielt werden [Sohi et al. 2004]. Eine weitere Möglichkeit stellt die Zugabe von Süßungsmitteln, Natriumsalzen und/oder Aromen dar [Mennella et al. 2003, Sohi et al. 2004].

Im folgenden Kapitel wurde die Geschmacksmaskierung von 1 mg Zinksulfat-Monohydrat als Modellarzneistoff in ODMTs untersucht. Zinksulfat ist in Wasser gut löslich ist (350 g/l bei 20°C [Merck 2010]), so dass der metallisch-bitterer Geschmack und die adstringierende Wirkung vom Patienten sofort wahrgenommen wird [Keast 2003, WHO 2007]. Für die Geschmacksmaskierung wurden im Rahmen dieser Arbeit unterschiedliche Hilfsstoffe ausgewählt. Der Einfluss der Hilfsstoffe auf die Benetzungszeit, die Bruchkraft und den Geschmack der ODMTs wurde untersucht. Die Charakterisierung des Geschmacks wurde mittels eines Probandenkollektivs und Messungen mit einer kommerziell erhältlichen elektronischen Zunge durchgeführt.

3.4.2. Auswahl der geschmacksmaskierenden Hilfsstoffe

Zink-Kationen neigen zur Komplexbildung mit zahlreichen Aminosäuren, Peptiden und Proteinen, da sie eine große Affinität zu Thiol- und Hydroxyl-Gruppen aufweisen. Die Veränderung der Proteinstruktur durch die Komplexierung von Zink ist eine Hypothese, die zur Wahrnehmung des Geschmacks herangezogen wird [Keast 2003]. Auch der adstringierende Effekt wird durch eine Interaktion zwischen den Zink-Ionen und den Epithel-Proteinen sowie den Proteinen aus dem Speichel erklärt, was zu einer Konstriktion der oralen Oberfläche sowie zu einer reduzierten Schmierung durch den Speichel führt [Keast 2003].

Laut Keast und Breslin [2005] kann eine Geschmacksmaskierung bitterer Substanzen durch zentral-kognitive Wechselwirkungen von unterschiedlichen Geschmackssignalen erzielt werden, zum Beispiel durch die Zugabe von Süßungsmitteln. Aus einer Reihe an pharmazeutisch verwendbaren Süßungsmitteln mit unterschiedlichen Molekülstrukturen sowie unterschiedlicher Süßkraft wurden geeignete Süßungsmittel zur Geschmacksmaskierung von Zinksulfat ausgesucht

[Schiffmann und Gatlin 1993, Keast et al. 2004b]. Bei der Auswahl des Süßungsmittel zur Geschmacksmaskierung von Zinksulfat muss jedoch Folgendes beachtet werden: elektrophysiologische Studien an Mäusen zeigten, dass durch die Gabe von Zink-Ionen die Weiterleitung von Stimuli durch Süßungsmittel (Chorda tympani) unterdrückt wird [Iwasaki und Sato 1984]. Auch bei Menschen wurde der inhibierende Einfluss von Zinksulfat auf die Süßkraft von Süßungsmitteln mit unterschiedlichen Molekülstrukturen gezeigt [Keast 2003, Keast et al. 2004b]. Eine Ausnahme stellt Natrium-Cyclamat dar, dessen Süßkraft durch Zinksulfat nicht beeinflusst wird [Keast et al. 2004b]. Daher wurde es für die folgenden Untersuchungen ausgewählt. Zudem wurde Saccharin-Natrium einbezogen, da ein synergistischer Effekt auf die Süßkraft für eine 10:1 Mischung von Natrium-Cyclamat (Na-Cyc) und Saccharin-Natrium (Sac-Na) in der Literatur beschrieben ist [Hunt et al. 2011].

Neben der zentral-kognitiven Geschmacksbeeinflussung stellt der Einsatz von Natriumsalzen zur Unterdrückung des bitteren Geschmacks einen weiteren Ansatz dar [Keast und Breslin 2005]. Natriumsalze bewirken peripher-physiologische Wechselwirkungen mit Rezeptorzellen, die zu einer Geschmacksunterdrückung führen. Es konnte bereits eine effektive Reduzierung des bitteren Geschmack verschiedener Substanzen durch Natriumsalze bei Erwachsenen und Kindern gezeigt werden [Breslin und Beauchamp 1995, Keast et al. 2004a, Mennella et al. 2003]. In der vorliegenden Arbeit wurde Natriumchlorid [NaCl] verwendet, da keine Inhibierung des salzigen Geschmacks von Natriumchlorid durch Zinksulfat stattfindet [Keast 2003]. Für diese Arbeit wurde somit eine Kombination aus peripher-physiologischen und zentral-kognitiven Effekten zur Unterdrückung des unangenehmen Gechmacks von Zinksulfat angewendet und näher untersucht.

3.4.3. Einfluss von Zinksulfat und Hilfsstoffen auf Bruchkraft und Benetzungszeit

3.4.3.1. Vergleich von Ludiflash® und Pearlitol® Flash

In eigenen Vorversuchen zeigte sich, dass der Zusatz von Zinksulfat die Zerfallszeit der ODMTs im Mund verlängert. Da ODMTs mit Ludiflash® oder Pearlitol® Flash in vorherigen Studien die niedrigsten Benetzungszeiten (3.2.5) aufwiesen, wurden diese beiden Hilfsstoffe für die Herstellung der ODMTs mit 1 mg Zinksulfat verwendet. Um eine ausreichende Bruchfkraft der ODMTs zu erzielen, wurde für alle Chargen eine Presskraft von 8 kN angewendet. Die Ergebnisse der Chargen mit Ludiflash® bzw. Pearlitol® Flash bezüglich der Bruchkraft und Benetzungszeit sind in Abbildung 19 dargestellt.

Die ODMTs mit Ludiflash® und Zinksulfat zeigten eine zufriedenstellende Bruchkraft von 9,1 N, während die ODMTs mit Pearlitol® Flash und Zinksulfat eine niedrige Bruchkraft von 4,1 N erzielten (Abbildung 19a). Die Ergebnisse entsprachen in etwa den erzielten Bruchkräften der wirkstofffreien ODMTs. Die Ergebnisse des SWTs wichen jedoch erheblich von den Benetzungszeiten wirkstofffreier ODMTs ab (Abbildung 19b). Die Benetzungszeit der ODMTs mit Pearlitol® Flash verlängerte sich durch Zugabe des Zinksulfats von 4,1 s auf 8,7 s. Die Verlängerung der Benetzungszeit der ODMTs mit Ludiflash® war deutlich größer: Durch den Zusatz von Zinksulfat erhöhte sich die SWT von 5,0 s (Tabelle 10), auf > 180 s. Die ODMTs mit Ludiflash® und Zinksulfat ließen sich innerhalb der Messzeit nicht vollständig durch die Farbstofflösung benetzen. Nähere Untersuchungen zum Einfluss von Zinksulfat auf das Zerfallsverhalten von Tabletten mit verschiedenen Hilfsstoffen werden in Abschnitt 3.4.4 diskutiert.

a) b)

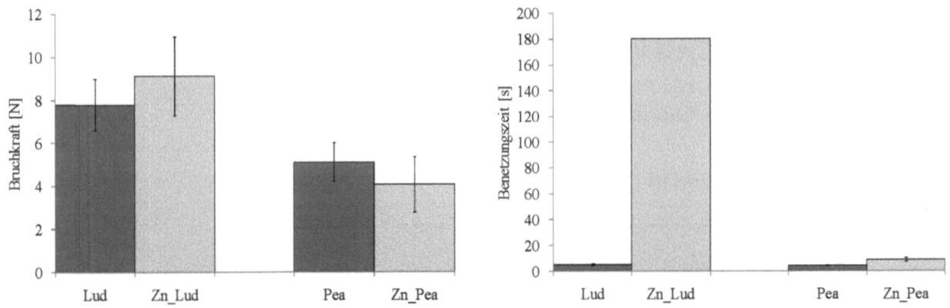

Abbildung 19. a) Bruchkraft (n=20, bzw. n=10) und b) Benetzungszeit (n=10) von wirkstofffreien ODMTs mit Ludiflash® (Lud) oder Pearlitol® Flash (Pea) sowie ODMTs mit 1 mg Zinksulfat und Ludiflash® (Zn_Lud) oder 1 mg Zinksulfat und Pearlitol® Flash (Zn_Pea); Presskraft: 8 kN; MW ± s; der SWT wurde nach 180 s beendet.

Für die weitere Entwicklung von ODMTs mit geschmacksmaskiertem Zinksulfat wurde aufgrund der kürzeren Benetzungszeit Pearlitol® Flash verwendet.

3.4.3.2. Zielgrößen und Faktoren

Der Einfluss unterschiedlicher Anteile an geschmacksmaskierenden Hilfsstoffen auf die Benetzungszeit und die Bruchkraft wurde mittels eines 2^3-Versuchsplans mit zwei Wiederholungen im Zentralpunkt ermittelt.

Die Faktorstufen wurden wie folgt ausgewählt (Tabelle 17):

Natrium-Cyclamat (Na-Cyc): In der Literatur ist beschrieben, dass eine 25 mM $ZnSO_4$-Lösung die Süßkraft einer 12 mM Natrium-Cyclamat nicht beeinträchtigt [Keast et al.

2004b]. Ausgehend von einem äquimolaren Verhältnis zu Zinksulfat (Faktorstufe 1) sollte der Einfluss der Natrium-Cyclamat-Konzentration untersucht werden.

Sacccharin-Natrium (Sac-Na): 1:10- Mischungen von Saccharin-Natrium und Natrium-Cyclamat haben eine synergistische Wirkung auf die Süßkraft [Hunt et al. 2011]. Deshalb wurde der Einfluss der Zugabe von Saccharin-Natrium im Verhältnis von 1:10 zu den Natrium-Cyclamat-Konzentrationen untersucht werden.

Natriumchlorid (NaCl): Die Unterdrückung bitteren Geschmacks durch Natriumchlorid ist konzentrationsabhängig [Breslin und Beauchamp 1995, Keast et al. 2004a]. Ausgehend von einem äquimolaren Verhältnis zu Zinksulfat (Faktorstufe 0) sollte der Einfluss der Natriumchlorid-Konzentration untersucht werden.

Tabelle 17. Übersicht der Faktoren und Faktorstufen

Faktor	**Faktorstufe**		
	-1	**0**	**1**
Natrium-Cyclamat [%]	0	8,4	16,8
Saccharin-Natrium [%]	0	0,84	1,68
Natriumchlorid [%]	0	4,9	9,8

3.4.3.3. Qualität der Modelle

Die einzelnen Versuchsergebnisse sind in Für die Bruchkraft als Zielgröße entsprachen die Vorhersagbarkeit (Q2), die Differenz zwischen R^2 und Q^2 sowie die Reproduzierbarkeit des Modells für die Bruchkraft nicht den Anforderungen. Somit konnte keine Aussage zum Zusammenhang zwischen den untersuchten Faktoren und der Bruchkraft getroffen werden.

Tabelle 18 dargestellt. Ausgangspunkt des Versuchsplans waren Modelle, welche aus drei Hauptfaktoren und drei binären Wechselwirkungen bestanden. Für die Zielgröße Benetzungszeit konnten aufgrund von fehlender Signifikanz Faktoren bzw. Wechselwirkungen ausgeschlossen und dadurch ein vereinfachtes Modell erstellt werden. In Tabelle 19 ist die Qualität der statistischen Modelle für die Benetzungszeit und die Bruchkraft dargestellt. Die Qualität des Modells für die Benetzungszeit entsprach den Anforderungen nach Eriksson et al. [2000]. Das Modell für diese Zielgröße ist in Gl. 1 dargestellt.

$$y_{SWT} = b_0 + b_{Na-Cyc}\, x_{Na-Cyc} + b_{NaCl}\, x_{NaCl} \qquad \text{Gl. 1}$$

Für die Bruchkraft als Zielgröße entsprachen die Vorhersagbarkeit (Q^2), die Differenz zwischen R^2 und Q^2 sowie die Reproduzierbarkeit des Modells für die Bruchkraft nicht den Anforderungen. Somit konnte keine Aussage zum Zusammenhang zwischen den untersuchten Faktoren und der Bruchkraft getroffen werden.

Tabelle 18. Ergebnisse des statistischen Versuchsplans (MW ± s)

Faktoren			Zielgrößen	
Natrium-Cyclamat [%]	**Saccharin-Natrium [%]**	**Natrium-chlorid [%]**	**Benetzungszeit [s] n=10**	**Bruchkraft [N] n=10**
0	0	0	8,7 ± 1,6	4,1 ± 1,3
16,80	0	0	18,0 ± 15,5	4,3 ± 1,3
0	1,68	0	11,0 ± 3,6	5,1 ± 1,6
16,80	1,68	0	22,4 ± 14,0	4,2 ± 1,6
0	0	9,80	16,0 ± 15,7	6,0 ± 1,7
16,80	0	9,80	24,8 ± 19,5	5,9 ± 1,8
0	1,68	9,80	13,5 ± 9,9	4,0 ± 2,0
16,80	1,68	9,80	23,2 ± 10,2	4,9 ± 1,6
8,40	0,84	4,90	18,1 ± 10,9	4,8 ± 1,4
8,40	0,84	4,90	12,4 ± 8,0	3,7± 1,3
8,40	0,84	4,90	16,5 ± 10,2	4,0 ± 1,8

Tabelle 19. Qualität der Modelle

	Benetzungszeit	**Bruchkraft**
R^2	0,835	0,605
Q^2	0,746	0,093
R^2-Q^2	0,089	0,512
Lack of fit	0,821	0,543
Reproduzierbarkeit	0,641	0,469

3.4.3.4. Ergebnisse des statistischen Versuchsplans

Alle im Versuchsplan enthaltenen Mischungen konnten zu Minitabletten verpresst werden. Insgesamt war die Bruchkraft aller Chargen gering und lag zwischen 3,7 N und 6,0 N (Tabelle 18). Die Ergebnisse zeigen nur geringe Unterschiede zwischen den Chargen. Aufgrund des qualitativ schlechten Modells konnte jedoch keine eindeutige Aussage zu den Einflüssen der geschmacksmaskierenden Hilfsstoffe auf die Bruchkraft getroffen werden.

Die Benetzungszeiten wiesen relative Standardabweichungen von bis zu 98 % auf. Der Aufbau des Modells auf Basis der Mittelwerte ist somit von begrenzter Aussagekraft und sollte als eine Tendenz betrachtet werden. Die Benetzungszeiten der elf Chargen lagen zwischen 8,7 s und 24,8 s (Tabelle 18). Tendenziell scheint eine steigende Konzentration an Natrium-Cyclamats zu einer verlängerten Benetzungszeit zu führen. Auch der Einsatz von Natriumchlorid führte zu einer Verlängerung der Benetzungszeit. Die Saccharin-Natrium-Konzentration zeigte dagegen keinen Einfluss, was auf die geringen Anteile in der Pulvermischung zurückzuführen ist. Auffällig waren die hohen Standardabweichungen der Benetzungszeiten der Chargen, die Natrium-Cyclamat und/oder Natriumchlorid enthielten (Tabelle 18).

3.4.4. Untersuchung der Zerfallseigenschaften bedingt durch Wechselwirkungen zwischen Arzneistoff und Hilfsstoff

ODMTs aus Zinksulfat und Pearlitol® Flash bzw. Ludiflash® wiesen im Gegensatz zu wirkstofffreien und HCT-haltigen ODMTs deutlich abweichende Benetzungszeiten auf (vgl. Kapitel 3.2.5, 3.4.3). Um mögliche Einflüsse dafür zu evaluieren, wurden die Wechselwirkungen zwischen den gebrauchsfertigen Hilfsstoffen (Pearlitol® Flash, Ludiflash®) und Arzneistoffen (Hydrochlorothiazid, Zinksulfat) bzw. Lactose (α-Lactose-Monohydrat) untersucht und mit den entsprechenden physikalischen Mischungen aus Mannitol (Parteck M 100) und Crospovidon (Kollidon® CL-SF) sowie Mannitol (Parteck M 100) und Maisstärke (Amidon Blanc) verglichen (Tabelle 20).

Bei HCT handelt es sich um einen schlecht wasserlöslichen und bei Zinksulfat um einen gut wasserlöslichen Arzneistoff. Um den Einfluss der Löslichkeit des Arzneistoffs auf den Zerfall zu untersuchen, wurde mit Lactose eine weitere Modellsubstanz mit guter Wasserlöslichkeit (210 g/l bei 25°C, [El-Sabawi et al. 2006]) ausgewählt. Die Untersuchungen wurden mit biplanen Tabletten, die einen Durchmesser von 10 mm aufwiesen, durchgeführt. Sie wurden mit dem gleichen Pressdruck (~130 MPa) wie die ODMTs hergestellt (6.2.1.4). Die großen biplanen Tabletten ermöglichten als Modellarzneiform, im Gegensatz zu den ODMTs, Kontaktwinkelmessungen (6.2.3.8), Porositätsuntersuchungen (6.2.3.9) und vereinfachte Zerfallsbestimmungen (6.2.3.13). Da die Eigenschaften der Hilfsstoffe und ihr Einfluss auf den Zerfall von Tabletten untersucht werden sollten, wurde vorausgesetzt, dass sich die Zerfallseigenschaften der großen Tabletten auf die Minitabletten übertragen lassen.

Tabelle 20. Zusammensetzung der biplanen Tablette (Ø=10 mm) in %

	Hydrochlorothiazid	Lactose	Zinksulfat	Mannitol	Ludiflash®	Pearlitol® Flash	Crospovidon	Maisstärke	Natrium-stearylfumarat
HCT_Lud	15,0	--	--	--	81,5	--	--	--	3,5
HCT_C	15,0	--	--	76,5	--	--	5,0	--	3,5
HCT_M	15,0	--	--	61,5	--	--	--	20,0	3,5
Lac_Lud	--	15,0	--	--	81,5	--	--	--	3,5
Lac_C	--	15,0	--	76,5	--	--	5,0	--	3,5
Lac_M	--	15,0	--	61,5	--	--	--	20,0	3,5
Zn_Lud	--	--	15,0	--	81,5	--	--	--	3,5
Zn_C	--	--	15,0	76,5	--	--	5,0	--	3,5
Zn_Pea	--	--	15,0	--	--	81,5	--	--	3,5
Zn_M	--	--	15,0	61,5	--	--	--	20,0	3,5

Es wurde neben der Benetzungszeit (6.2.3.13.2) auch die Zerfallszeit nach Ph. Eur. 2.9.1 bestimmt (6.2.3.13).

Abbildung 20 zeigt die Ergebnisse für Tabletten mit HCT. Die Benetzungszeit lag für alle Tabletten zwischen 16,4 s und 24,2 s (Abbildung 20a). Die Unterschiede zwischen den Zubereitungen waren gering. Nach Beendigung des Tests, also nach der vollständigen Benetzung, wurden die Tabletten hinsichtlich ihrer Konsistenz untersucht. Die Tabletten der Chargen HCT_C und HCT_M waren vollständig aufgeweicht, während die Tabletten der Chargen HCT_Lud eine festere Konsistenz aufwiesen. Die Zerfallszeiten der Chargen HCT_C und HCT_M lagen mit 25,7 s bzw. 23,7 s nah beieinander (Abbildung 20b). Die Charge HCT_Lud wies eine längere Zerfallszeit (66,0 s) auf.

Die Benetzungszeiten der Tabletten mit Lactose lagen zwischen 23,5 s und 51,1 s, wobei die Zeiten der Chargen in folgender Reihenfolge anstiegen (Abbildung 20b):

$$Lac\_Lud < Lac\_C < Lac\_M.$$

Vergleichbar zu den Tabletten mit HCT waren die Tabletten mit Crospovidon und Maisstärke vollständig erweicht, wohingegen die Tabletten mit Ludiflash® eine festere Konsistenz aufwiesen. Die Zerfallszeiten für die Chagen Lac_C und Lac_M lagen bei 29,3 s bzw. 31,3 s, während die Charge Lac_Lud im Vergleich dazu verlängerte Zerfallszeiten (57,7 s) aufwiesen (Abbildung 20b).

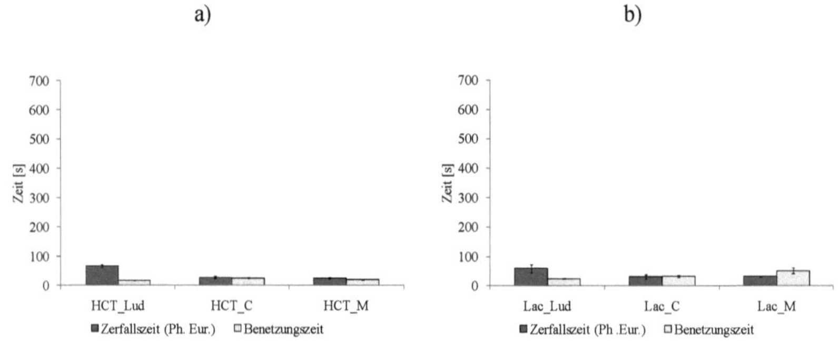

Abbildung 20. Zerfallszeit nach Ph. Eur. und Benetzungszeit von biplanen Tablette (Ø=10 mm) mit a) 15 % Hydrochlorothiazid und b) 15 % Lactose; mit Ludiflash® (HCT_Lud), Crospovidon (HCT_C) oder Maisstärke (HCT_M) und Natriumstearylfumarat, Presskraft: 10 kN; n=3; MW ± s

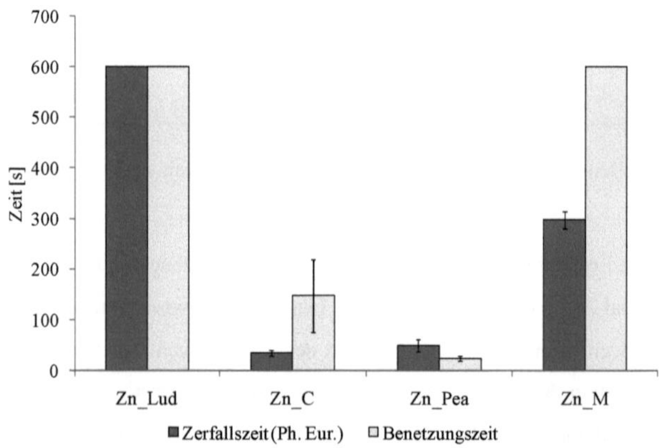

Abbildung 21. Zerfallszeit nach Ph. Eur. und Benetzungszeit von biplanen Tablette (Ø=10 mm) mit 15 % Zinksulfat und Ludiflash® (Zn_Lud), Crospovidon (Zn_C), Pearlitol® Flash (Zn_Pea) oder Maisstärke (Zn_M) und Natriumstearylfumarat, Presskraft: 10 kN; n=3; MW ± s; beide Tests wurden nach 600 s beendet.

Die Untersuchungen der Benetzungszeit der Tabletten mit Zinksulfat wichen von den Ergebnissen der Tabletten mit Hydrochlorothiazid und Lactose deutlich ab. Die Tabletten mit Crospovidon waren nach ca. 3 min vollständig benetzt (Abbildung 21). Die Tabletten mit Zn_Pea zeigten eine Benetzungszeit von 23,9 s. Die Tabletten mit Zn_Lud und Zn_M ließen sich jedoch nicht innerhalb von 600 s vollständig benetzen. Die Konsistenz der Tabletten war nach Beendigung des Tests bei Zn_Lud und Zn_M hart und bei Zn_C weich mit einem weiterhin harten inneren Kern. Die Tabletten der Chargen Zn_Pea waren vollständig erweicht. Bei dem Zerfallstest nach Ph. Eur. zerfielen die Tabletten der Charge Zn_Lud nicht innerhalb von 10 min, die Zerfallszeit der Zn_M-Tabletten lag bei ca. 5 min (Abbildung 21), diese Tabletten ließen sich somit nicht mehr als ODT nach Ph. Eur. bezeichnen. Die Zerfallszeiten der Chargen Zn_C und Zn_Pea waren im Vergleich dazu kürzer (34,7 s und 49,3 s).

Insgesamt lieferten die Daten der Benetzungszeit und des Ph. Eur.-Zerfallstest nicht in jedem Fall vergleichbare Ergebnisse. Auffällig war der Unterschied bei den Chargen HCT_Lud und Lac_Lud. In beiden Fällen führt Ludiflash® zu einer kurzen Benetzungszeit, aber einer im Vergleich dazu verlängerten Zerfallszeit. Dieses Phänomen wurde schon bei ODMTs mit Ludiflash® und HCT beobachtet (vgl. Kapitel 3.2.5) und lässt sich auf die in Kapitel 3.1.4 näher erläuterten Eigenschaften des Ludiflash®-Inhaltsstoffs Polyvinylacetat zurückführen.

Es waren keine signifikanten Unterschiede im Zerfallsverhalten zwischen den Tabletten mit dem schwerlöslichen Hydrochlorothiazid im Vergleich zu Tabletten mit der gutlöslichen Lactose zu erkennen.

Die Tabletten mit Zinksulfat zeigten jedoch ein deutlich abweichendes Zerfallsverhalten. Die Tabletten mit Zn_Lud ließen sich innerhalb von 10 min weder vollständig benetzen, noch zerfielen sie. Die Benetzungszeit und die Zerfallszeit der Tabletten mit Zn_C waren hingegen deutlich kürzer. Damit lässt sich eine Wechselwirkung zwischen Zinksulfat und Crospovidon, das auch in Ludiflash® enthalten ist, als Grund für die verlängerte Zerfallszeit ausschließen.

Die Tabletten mit Zn_Pea zeigten im Vergleich zu den Tabletten aus der physikalischen Mischung (Zn_M) deutlich kürzere Zerfallszeiten. Demnach zeigte der gebrauchsfertige Hilfsstoff einen deutlichen Vorteil gegenüber der physikalischen Mischung in Bezug auf die Benetzungszeit und den Zerfall der Tabletten.

Um mögliche Gründe für die abweichenden Benetzungs- und Zerfallszeiten der Tabletten zu ermitteln, wurde die Porosität der Tabletten untersucht (6.2.3.9) sowie der Kontaktwinkel von Wasser auf der Tablettenoberfläche bestimmt (6.2.3.8). Alle untersuchten Tabletten wiesen eine Porosität zwischen 12,1 % und 20,6 % auf (Abbildung 22a). Tendenziell zeigten die Tabletten mit Ludiflash® eine geringere Porosität als die Tabletten der anderen Chargen. Ein Zusammenhang zwischen der Benetzungszeit und der Porosität war jedoch nicht zu erkennen.

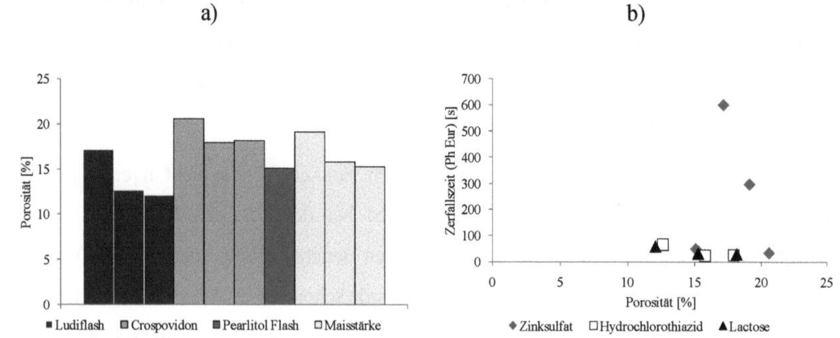

Abbildung 22. a) Porosität b) Zerfallszeit in Abhängigkeit von der Porosität von biplanen Tabletten (Ø=10 mm) mit 15 % Arzneistoff (Zinksulfat, Hydrochlorothiazid oder Lactose) und Ludiflash®, Crospovidon, Pearlitol® Flash oder Maisstärke und Natriumstearyfumarat; Presskraft: 10 kN, Zerfallszeit: n=3; Porosität: n=10 Tabletten, MW.

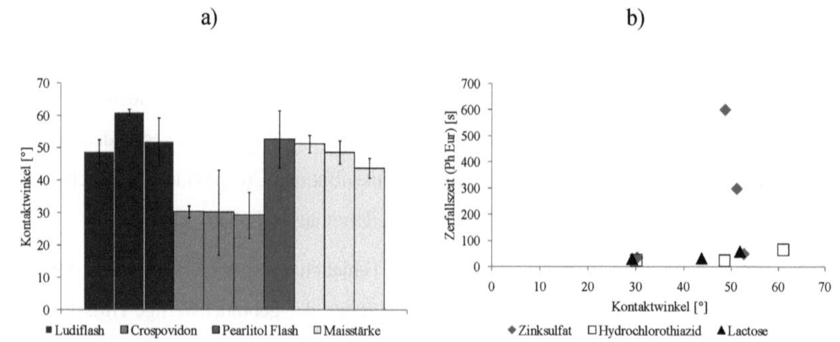

Abbildung 23. a) Kontaktwinkel b) Zerfallszeit von biplanen Tabletten (Ø=10 mm) mit 15 % Arzneistoff (Zinksulfat, Hydrochlorothiazid oder Lactose) und Ludiflash®, Crospovidon, Pearlitol® Flash oder Maisstärke und Schmiermittel Presskraft: 10 kN, der Abhängigkeit vom Kontaktwinkel; n=3; MW ± s.

Bei den Zubereitungen mit Lactose und Hydrochlorothiazid wiesen die Tabletten mit der geringeren Porosität erwartungsgemäß längere Zerfallszeiten auf als die Tabletten mit der größeren Porosität (Abbildung 23a). Der Zusammenhang zwischen einer großen Porosität und einem schnellen Zerfall von Tabletten wurde von Ferrari et al. [1995] eingehend beschrieben. Bei den Tabletten mit Zinksulfat war ein Zusammenhang zwischen der Porosität und den Zerfallszeiten ebenfalls erkennbar, mit Ausnahme der Tablettencharge Zn_Pea (Porosität: 15,1 %/Zerfallszeit: 49,3 s). Im Gegensatz zu den Tabletten mit Hydrochlorothiazid und Lactose wiesen die Tabletten nur geringe Porositätsunterschiede, jedoch große Unterschiede in der Zerfallszeit auf.

Der Kontaktwinkel ist ein mögliches Maß für die Benetzbarkeit. Kontaktwinkel <90° weisen auf eine gute Benetzbarkeit hin. Alle untersuchten Tabletten zeigten einen Kontaktwinkel zwischen

29° und 61° und sollten somit eine gute Benetzbarkeit aufweisen (Abbildung 23a). Insgesamt führten Tabletten mit Crospovidon zu geringeren Kontaktwinkeln als die anderen Tablettenchargen. Es war kein direkter Zusammenhang zwischen dem Kontaktwinkel und der Benetzungszeit zu erkennen. Bei den Tabletten mit Lactose und Hydrochlorothiazid zeigten die Tabletten mit den kleineren Kontaktwinkeln erwartungsgemäß kürzere Zerfallszeiten als die Tabletten mit den größeren Kontaktwinkeln [Abbildung 23b]. Eine Ausnahme stellt die Tablettencharge mit Zinksulfat dar. Hier war kein Zusammenhang zwischen der Zerfallszeit und Kontaktwinkel zu erkennen.

Die Unterschiede im Zerfall zwischen den Tabletten mit Lactose bzw. Hydrochlorothiazid und den verschiedenen Hilfsstoffmischungen lassen sich durch Porositätsunterschiede und Unterschiede in den gemessenen Kontaktwinkeln erklären. Die Ergebnisse der Untersuchungen führen jedoch zu keiner Erklärung für das abweichende Zerfallsverhalten der Tabletten mit Zinksulfat.

Es ist in der Literatur beschrieben, dass leicht wasserlösliche und hygroskopische Substanzen durch die Bildung hochkonzentrierter Lösungen das Eindringen von Wasser in die Poren der Tablette verringern können [Ritschel und Bauer-Brandl, 2002]. Außerdem können sie die Effektivität von Sprengmitteln herabsetzen. Als mögliche Begründung wird die Konkurrenz zwischen der gut löslichen Substanz und dem Sprengmittel um das lokal verfügbare Wasser angegeben [Johnson et al. 1991]. Zwar handelt es sich sowohl bei Zinksulfat als auch bei Lactose um gut wasserlösliche Substanzen, aber die Löslichkeit des Zinksulfats ist im Vergleich deutlich höher (Zinksulfat: 350g/l bei 20°C; α-Lactose-Monohydrat: 210 g/l bei 25°C). Außerdem ist α-Lactose-Monohydrat eine nicht hygroskopische Substanz (Wasseraktivität bei 25°C: 0,93) [Hanover und White 1993, Callahan et al. 1982], während Zinksulfat im Vergleich dazu eine etwas höhere Hygroskopizität aufweist (Wasseraktivität bei 20°C: 0,89) [Kou und Schmidt 1999]. Demnach ist der Einfluss der Löslichkeit von Zinksulfat auf den Zerfall der hergestellten Tabletten nicht auszuschließen. Eine abschließende Erklärung zum unterschiedlichen Zerfallsverhalten der Tabletten konnte im Rahmen dieser Arbeit jedoch nicht gefunden werden.

3.4.5. Geschmacksuntersuchungen

3.4.5.1. Zielgrößen und Faktoren

Um den Einfluss der verwendeten Hilfsstoffe auf den Geschmack der Zubereitungen zu untersuchen, wurde ein 2^3-Versuchsplans mit einer Wiederholung im Zentralpunkt durchgeführt. Die Faktoren, sowie die Faktorstufen entsprachen denen der Tabelle 17. Die Auswahl der Faktorstufen wurde bereits in Kapitel 3.4.3 diskutiert. Die Qualität der Geschmacksmaskierung wurde mittels Messungen durch ein Probandenkollektiv und mit einer kommerziell erhältlichen elektronischen Zunge evaluiert.

3.4.5.2. Untersuchungen mittels Probandenkollektiv

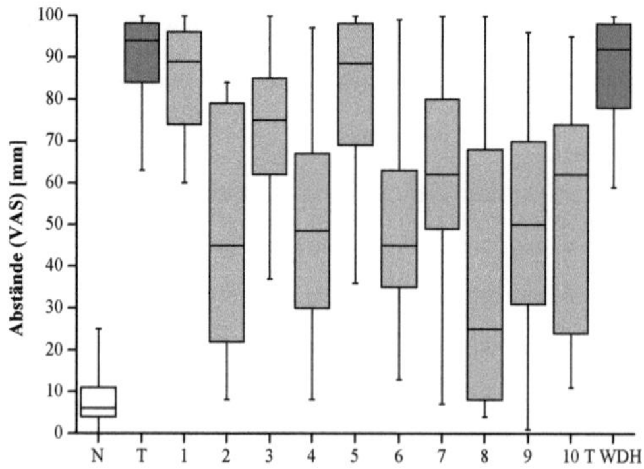

Abbildung 24. Boxplots mit Median, 25 %/75 %-Quantilen und kleinstem und größtem Wert (Min/Max) der Abstände auf der visuellen Analogskala (VAS) der Zubereitungen 1-10 aus Tabelle 21 (hellgrau) und den Kalibrierlösungen N (weiß), T und T WDH (dunkelgrau) (n=15).

In Abbildung 24 sind die Ergebnisse der Geschmacksuntersuchungen des Probandenkollektivs dargestellt. Die Probanden bewerteten den Geschmack verschiedener Proben (Tabelle 21) auf einer nicht skalierten 100 mm visuellen Analogskala (VAS). Wobei 100 mm einen „sehr schlechten Geschmack“ und 0 mm „keinen schlechten Geschmack“ darstellten. Als Bezugspunkte wurden von den Probanden unverblindet gereinigtes Wasser (N) als neutral schmeckende Probe und eine 20 mg/l Zinksulfat-Lösung (T) als hochkonzentrierte, unangenehm schmeckende Probe bewertet. Danach wurden verblindet und randomisiert die Proben 1-10 (Tabelle 21), die jeweils aus 10 ODMTs der jeweiligen Charge in 5 ml gereinigtem Wasser bestehen, getestet und bewertet. Abschließend wurde T erneut, diesmal in verblindeter Form bewertet. Ein großer Abstand bedeutet „sehr schlechter Geschmack“, ein kleiner Abstand „kein schlechter Geschmack“.

Für die Auswertung wurde der Median herangezogen, um starke Ausreißer nur in geringem Maße mit zu berücksichtigen. Der Median der Bewertung der Probe 8, die alle drei geschmacksmaskierenden Hilfsstoffe in der höchsten Konzentration enthielt, wies den kleinsten Abstand auf. Jedoch zeigte diese Probe die größte Interquartilsbreite, da der sehr süße Geschmack der Probe von manchen Probanden als unangenehm empfunden wurde. Die Proben 1 (kein geschmacksmaskierender Hilfsstoff) und 5 (nur Natriumchlorid) führten zum größten Abstand. Auch der Median der Probe 3 (nur Saccharin-Natrium) lag nah beim Median der Zinksulfat-

Vergleichslösung. Alle drei Ergebnisse zeigten eine geringe Interquartilsbreite. Die Proben bestehend aus der Lösung aus 20 ODMTs mit Zinksulfat ohne geschmacksmaskierende Zusätze, wie auch der alleinige Zusatz von Natriumchlorid oder des Süßstoffs Saccharin-Natrium wurden insgesamt als schlecht schmeckend empfunden. Alle Proben, die ODMTs mit einer hohen Konzentration (16,8 %) an Natrium-Cyclamat enthielten, zeigten einen vergleichsweise kleinen Abstand. Ein Vorteil der Kombination aus Natrium-Cyclamat und Saccharin-Natrium (Probe 4) oder der Kombination aus Natrium-Cyclamat und Natriumchlorid (Probe 6) gegenüber der alleinigen Verwendung von Natrium-Cyclamat (Probe 2) war bei den Ergebnissen des Probandenkollektivs nicht zu erkennen. Ebenfalls einen geringen Abstand erzielte die Probe 9, die eine geringere Konzentration an Natrium-Cyclamat enthielt und zusätzlich Saccharin-Natrium und Natriumchlorid. Die Probe 10 entsprach der Probe 9 in der Zusammensetzung, wurde jedoch schlechter bewertet, wies also einen größeren Abstand auf der VAS auf.

Die Streuung der Ergebnisse für die einzelnen Proben war insgesamt hoch (IQB zwischen 22 und 60 mm). Auch bei den unverblindeten Proben N und T bestand eine Interquartilsbreite von bis zu 14 mm. Jedoch wurde der Geschmack der Probe T bei der wiederholten, verblindeten Gabe (T WDH) reproduzierbar wiedererkannt. Die große Varianz innerhalb der Proben verhindert jedoch eine klare Aussage zum Geschmack der Proben. Ein Grund für die breite Streuung ist das subjektive Empfinden der Probanden gegenüber einem sehr stark süßen Geschmack. Ein weiterer Grund ist die adstringierende Eigenschaft von Zinksulfat, die dazu führt, dass der Geschmack eine längere Zeit im Mund verweilt und sich nicht gut durch Wasser auswaschen lässt [Keast 2003]. Somit könnte dies zu einer Kontamination der nachfolgenden Proben im Mund führen. Für folgende Untersuchungen sollte die Testprozedur angepasst werden, indem die Abstände zwischen den einzelnen Messzyklen verlängert werden (6.2.3.17.1). Außerdem könnte eine Vorauswahl der Probanden hinsichtlich ihrer Fähigkeit die verschiedenen Geschmacksrichtungen und –intensitäten erfassen zu können, einen Vorteil bieten.

3.4.5.3. Untersuchungen mit der elektronischen Zunge

Die Untersuchungen mit der elektronischen Zunge (6.2.3.17.2) zeigten vergleichbare Ergebnisse zu den Daten die durch das Probandenkollektiv erhalten wurden. Die gute Korrelation ist in Abbildung 25 dargestellt ($r = 0{,}8871$).

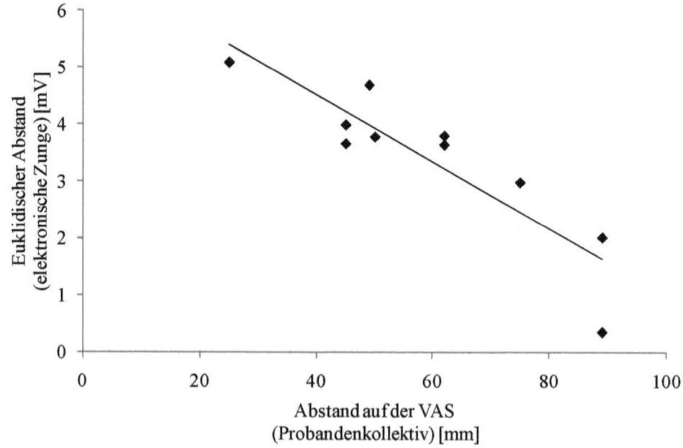

Abbildung 25. Korrelation der euklidischen Abstände unter Berücksichtigung der Hauptkomponenten bestimmt mittels elektronischer Zunge (n=3, MW) und der Abstände auf der visuellen Analogskala (VAS) bestimmt mittels Probandenkollektiv (n=15, Median)

3.4.5.4. Qualität der Modelle

Die einzelnen Ergebnisse des Versuchsplans sind in Tabelle 21 dargestellt. Ausgangspunkt des Versuchsplans war ein Modell, welches aus drei Hauptfaktoren und drei binären Wechselwirkungen bestand. In Tabelle 22 ist die Qualität der Modelle dargestellt. Die Qualität der Modelle wurde durch *backward regression* verbessert. Die Vorhersagbarkeit (Q^2), die Differenz zwischen R^2 und Q^2, die Modellvalidität (Lack of fit) und die Reproduzierbarkeit des Modells für die Untersuchungen mit dem Probandenkollektiv (PK) entsprachen den Anforderungen nach Eriksson et al. [2000].

Für die Ergebnisse der Messungen mit der elektronischen Zunge (EK) lag die Modellvalidität (Lack of fit) unterhalb des geforderten Wertes. Dieser niedrige Wert konnte durch die sehr gute Reproduzierbarkeit, die den Maximalwert von 1,000 annahm, erklärt werden. Da, neben der Reproduzierbarkeit, auch den Anforderungen entsprechende Werte für Q^2 und die Differenz von R^2 und Q^2 erzielt werden konnten, wurde das Modell ausgewertet und interpretiert. Die Modelle für die Zielgrößen y_{PK} und y_{EZ} sind in Gl. 2 und Gl. 3 dargestellt.

$$y_{PK} = b_0 + b_{Na-Cyc}\,x_{Na-Cyc} + b_{Sac-Na}\,x_{Sac-Na} + b_{NaCl}\,x_{NaCl} \qquad \text{Gl. 2}$$

$$y_{EZ} = b_0 + b_{Na-Cyc}\,x_{Na-Cyc} + b_{Sac-Na}\,x_{Sac-Na} + b_{NaCl}\,x_{NaCl} \qquad \text{Gl. 3}$$

Tabelle 21. Ergebnisse des statistischen Versuchsplans, Probandenkollektiv: Geschmacksrating, Abstand auf der VAS (Median ± IQB), Elektronische Zunge: Hauptkomponentenanalysen (PCA)-Abstand zu der Zinksulfat-Lösung (MW ± s), erstellt mit den Sensoren Umami, Salzig, Sauer, Adstringierend, Bitter1- 3; R^2 (PC-1) = 0,671, R^2 (PC-2) = 0,272

Probe	Faktoren			Zielgrößen	
				Probanden-kollektiv	Elektronische Zunge
	Natrium-Cyclamat [%]	Saccharin-Natrium [%]	Natrium-chlorid [%]	Abstand auf der VAS [mm] n=15	PCA-Abstand [mV] n=3
1	0	0	0	89 ± 22	0,35 ± 0,06
2	16,80	0	0	45 ± 57	3,66 ± 0,02
3	0	1,68	0	75 ± 23	2,98 ± 0,01
4	16,80	1,68	0	49 ± 37	4,69 ± 0,01
5	0	0	9,80	89 ± 29	2,01 ± 0,01
6	16,80	0	9,80	45 ± 28	3,99 ± 0,01
7	0	1,68	9,80	62 ± 31	3,64 ± 2,54
8	16,80	1,68	9,80	25 ± 60	5,09 ± 0,83
9	8,40	0,84	4,90	50 ± 39	3,78 ± 0,55
10	8,40	0,84	4,90	62 ± 50	3,80 ± 0,02

Tabelle 22. Qualität der Modelle

	Probandenkollektiv	Elektronische Zunge
R^2	0,901	0,909
Q^2	0,784	0,757
R^2-Q^2	0,117	0,152
Lack of fit	0,674	0,021
Reproduzierbarkeit	0,830	1,000

3.4.5.5. Ergebnisse des statistischen Versuchsplans

Das Geschmacks-Rating des Probandenkollektivs und die Hauptkomponentenanalysen (PCA)-Abstände, ermittelt durch Messungen mit der elektronischen Zunge, zeigten einen signifikanten Einfluss der Natrium-Cyclamat-Konzentration (Abbildung 26a,b) auf den Geschmack. Es wurde ebenfalls ein signifikanter Einfluss der Saccharin-Natrium-Konzentration auf den Geschmack durch das Probandenkollektiv und mittels elektronischer Zunge gezeigt, der im Vergleich zum

Natrium-Cyclamat jedoch geringer war. Für die Natriumchlorid-Chlorid-Konzentration wurde in beiden Tests kein signifikanter Einfluss nachgewiesen.

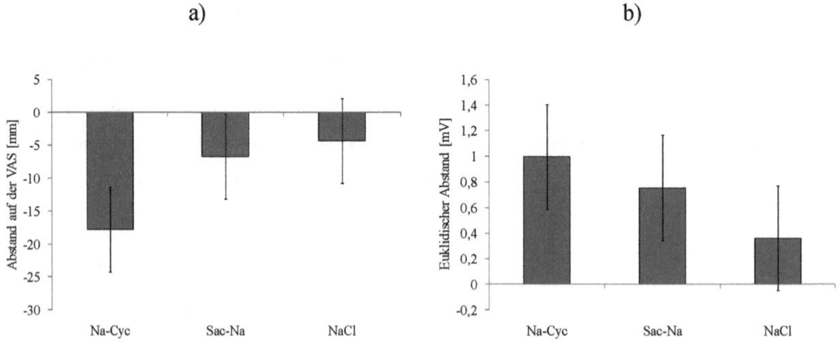

Abbildung 26. Koeffizienten-Plots der optimierten Modelle: a) *Human Taste Panel: Abstand auf der VAS* (n=15); b) Elektronische Zunge: PCA-Abstand (n=3) in Abhängigkeit von der Konzentration an geschmacksmaskierendem Hilfsstoff (Na-Cyc, Sac-NA, NaCl), (KI, α=0,05)

Da mit dem Probandenkollektiv und mit der elektronischen Zunge die Probe 8 (Tabelle 21), die die höchsten Konzentrationen an Natrium-Cyclamat, Saccharin-Natrium und Natriumchlorid enthielt, besten Ergebnisse erzielte, wurde geschlussfolgert, dass eine ODMT-Charge für Kinder mit dieser Zusammensetzung zur effektivsten Geschmacksmaskierung führt.

Unter Berücksichtigung der Verwendung als kindgerechtes Arzneimittel ist jedoch nicht nur der Geschmack von Bedeutung. Die Unbedenklichkeit der Hilfsstoffe spielt ebenfalls eine bedeutende Rolle. Die Bestandteile des Pearlitol® Flash (Tabelle 5), Mannitol und Maisstärke, sind als unbedenklich für Kinder einzustufen (Stoltenberg et al. 2010). Die Verwendung von Natrium-Cyclamat als Süßungsmittel wird hingegen kritisch betrachtet. Das in einer Studie proklamierte karzinogene Potential bei Ratten wurde jedoch in weiteren Studien nicht bestätigt [Mortensen 2006]. Auch für Saccharin-Natrium wurde karzinogenes Potential in Ratten diskutiert, das in umfassenden Studien im Menschen widerlegt werden konnte [Mortensen 2006]. Bei einer Dosis von 20 mg Zinksulfat(-Monohydrat) am Tag (WHO 2011b), läge die Menge an Saccharin-Natrium bei 2 mg und die Menge an Natrium-Cyclamat bei 20 mg. Der *Acceptable Daily Intake* (ADI)-Wert, der gewöhnlich zur Risikoanalyse von Hilfsstoffen für Kinder verwendet wird, liegt für Saccharin-Natrium bei 5 mg/kg/Tag und für Natrium-Cyclamat bei 11 mg/kg/Tag. Die Menge an Süßungsmittel liegt demnach unterhalb der Grenze einer bedenklichen Dosis. Allerdings wurden die ADI-Werte für Erwachsene bestimmt, wodurch die Übertragbarkeit auf Kinder fraglich ist. Auch die zusätzliche Einnahme dieser Süßstoffe durch andere Quellen sollte mitberücksichtigt werden.

3.4.6. Zusammenfassung

Es wurde ein Konzept zur Geschmacksmaskierung von Zinksulfat auf der Basis von peripher-physiologischen Wechselwirkungen mit Geschmacksrezeptoren und zentral kognitiven Effekten durch die Zugabe von Süßungsmitteln und einem Natriumsalz entwickelt.

Zinksulfat hatte keinen Einfluss auf die Bruchkraft der ODMTs. Die ODMTs mit Ludiflash® und Zinksulfat zeigten jedoch eine stark verlängerte Benetzungszeit im Vergleich zu den wirkstoff-freien ODMTs mit Ludiflash® und im Vergleich zu den Zinksulfat-haltigen ODMTs mit Pearlitol® Flash. Pearlitol® Flash war somit besser als gebrauchsfertiger Hilfsstoff für ODMTs mit Zinksulfat geeignet. Steigende Konzentrationen der geschmacksmaskierenden Hilfsstoffe Natrium-Cyclamat und Natriumchlorid verlängerten die Benetzungszeit der ODMTs.

Crospovidon als Sprengmittel führte in einer physikalischen Mischung zu einer kürzeren Zerfallszeit von Tabletten mit Zinksulfat als der gebrauchsfertige Hilfsstoff Ludiflash®, der ebenfalls Crospovidon als Bestandteil aufweist. Die Verwendung des gebrauchsfertigen Hilfsstoffs Pearlitol® Flash für Tabletten mit Zinksulfat wies hingegen einen Vorteil gegenüber der Verwendung einer physikalischen Mischung mit Maisstärke auf und führte insgesamt zu den besten Zerfallseigenschaften. Die Zerfallseigenschaften der Zinksulfat-haltigen Tabletten ließen sich nicht durch Unterschiede im Kontaktwinkel oder in der Porosität erklären, wie es für Tabletten mit anderen Hilfsstoffen und Wirkstoffen der Fall war.

Die Ergebnisse der Geschmacksuntersuchungen im Rahmen der Untersuchungen durch ein Probandenkollektiv wiesen eine große Varianz auf. Aus der Betrachtung des Median konnten jedoch Schlüsse bezüglich einer erfolgreichen Geschmacksmaskierung getroffen werden. Die Ergebnisse der Messungen mit der elektronischen Zunge korrelierten gut mit den Ergebnissen des Probandenkollektivs. Die Auswertung des Versuchsplans zeigte einen signifikanten Einfluss von Natrium-Cyclamat und Saccharin-Natrium auf den Geschmack bei beiden Untersuchungsmethoden. Das beste Ergebnis erzielte insgesamt die ODMT-Charge mit den höchsten Anteilen an Natrium-Cyclamat, Saccharin-Natrium und Natriumchlorid. Die Zubereitung eignet sich somit am besten für ODMTs mit geschmacksmaskiertem Zinksulfat für die Kinderheilkunde.

3.5. Zerfallstests für orodispersible Minitabletten

3.5.1. Einleitung

Die Kombination aus geringer Größe, großer Oberfläche und einer zerfallsfördernden Hilfsstoffkombination führt zu einem sehr schnellen Zerfall der ODMTs in wässrigen Medien. Der unmittelbare Zerfall der ODMT in der Mundhöhle in Bruchstücke oder Primärpartikel durch den Kontakt mit Speichel ist das wichtigste Charakteristikum dieser neuen Arzneiform. Die Zerfallsgeschwindigkeit gehört somit für ODMTs, wie für alle schnell zerfallenden Arzneiformen, zu den wichtigsten Qualitätsmerkmalen. Obwohl unterschiedliche, auf verschiedenen Technologien basierende, schnell zerfallende orale Arzneiformen in der Literatur beschrieben und auf dem Markt erhältlich sind [Gosh et al. 2011, Liang und Chen 2001, Puttalingaiah et al. 2011, Reddy et al. 2009], gibt es bisher weder im USP noch im Ph. Eur. eine geeignete Methode um ihre Zerfallszeit zu bestimmen. Nach Definition des Ph. Eur. zählen ODMTs zu den ODTs [1.3]. Das Ph. Eur. fordert für ODTs den Zerfall innerhalb von drei Minuten unter Verwendung der Methode 2.9.1. Das USP fordert für ODTs Zerfallszeiten zwischen 10 und 60 Sekunden unter Verwendung der Methode ‹701›. Die experimentellen Bedingungen der Ph. Eur. und des USP sind vergleichbar und spiegeln die realen Bedingungen in der Mundhöhle nur ungenügend wider. Eine Unterscheidung zwischen unterschiedlichen ODMT-Chargen bezüglich des Zerfallsverhaltens und der Zerfallszeiten in der Mundhöhle ist mit diesen Methoden nur begrenzt möglich. Spezielle Anforderungen an eine analytische Methode zur Bestimmung der Zerfallszeit von ODMTs sind die Eignung für Tabletten mit einer geringen Größe sowie die Bestimmung kurzer Zerfallszeiten unter 10 s. Wünschenswert wäre ein möglichst biorelevanter experimenteller Aufbau, mit einem Testmedium, das ein vergleichbares Volumen zum menschlichen Speichel sowie eine vergleichbare Temperatur und Zusammensetzung aufweist. Außerdem sollten die speziellen Bedingungen beim Zerfall im Mund, wie die mechanische Kraft, die durch Zunge und Gaumen auf die ODMT ausgeübt werden kann, berücksichtigt werden. Die Methode sollte eine einfache Durchführung sowie eine klare Endpunkt-Bestimmung ermöglichen. Im günstigsten Fall sollten die Zerfallszeiten vollständig mit den realen Zerfallszeiten im Mund korrelieren. In der Literatur sind eine Reihe spezieller Methoden für die Bestimmung der Zerfallszeit von ODTs beschrieben worden (Tabelle 23). Sie können grob in drei Kategorien unterteilt werden: einfache Tests, modifizierte Arzneibuchtests und Tests, mit Berücksichtigung der mechanischen Belastung. Um einen geeigneten Zerfallstest für ODMTs zu entwickeln, wurde die Übertragbarkeit von vorgeschlagenen Zerfallstests für ODTs untersucht. Darüber hinaus wurden neue Methoden entwickelt. Hierfür wurden die Zerfallszeiten der folgenden sieben ODMT-Chargen bestimmt: Pea_5.5 kN, Lud_3 kN, Lud_5.5 kN, Pha_5.5 kN, Pro_5.5 kN, Par_5.5 kN und Par_8 kN (Tabelle 9). Insgesamt wurden fünf verschiedene In-vitro Zerfallstests mit den ODMT-Chargen durchgeführt und die Ergebnisse miteinander verglichen. Darüber hinaus wurden In-vivo-Zerfallszeiten mit Hilfe eines freiwilligen Kollektivs von erwachsenen Probanden ermittelt und mit den In-vitro-Daten korreliert. Abschließend wurde der Einfluss des Volumens an Testmedium und der mechanischen Belastung beurteilt.

Tabelle 23. In der Literatur beschriebene Zerfallstests für orodispersible Tabletten

Einfache Tests	
Wasseraufnahmekoeffizient/ „Wetting Time“	Bi et al. 1996
Petrischale	Amin 2006
“Simulated Wetting Test”	Park et al. 2008
Drahtgewebe	Ohta et al. 2001
Schüttelwasserbad	Fu et al. 2006
Modifizierte Arzneibuchtests	
Modifizierter Ph. Eur. Test	Schiermeiner und Schmidt 2002, Watanabe et al. 1995
Modifizierte Ph. Eur. Freisetzungsapparatur	Singh und Singh 2009, Sunada und Bi 2002
Tests, die eine mechanische Belastung berücksichtigen	
Texture Analyser	Bohnacker et al. 2005, Dor und Fix 2000, El-Arini und Clas 2002
Texture Analyser mit Gitternetz	Abdelbary et al. 2005
Electro Force	Bose 2006
Kyoto-Model Zerfallsmethode	Kakutani et al. 2010
Rotierender Stempel	Harada et al. 2006, Narazaki et al. 2004
ODT-101	Harada et al. 2010
CCD-Kamera	Morita et al. 2002

3.5.2. In-vivo Zerfallstest

Die Ergebnisse des durchgeführten In-vivo Zerfallstests (6.2.3.12.1) liefert Informationen über die realen Zerfallseigenschaften von ODMTs in der Mundhöhle. Der Test wurde mit erwachsenen freiwilligen Probanden durchgeführt. Die erzielten Zerfallszeiten lagen zwischen 5,0 s für die ODMTs der Charge Pea_5.5kN und 23,0 s für die ODMTs der Charge Par_8kN. Da die Probanden jeweils drei ODMTs der sieben verschiedenen ODMT-Chargen getestet haben, konnten sowohl die inter- als auch die intraindividuellen Unterschiede in den Zerfallszeiten bestimmt werden. Es wurde eine große intra- und interindividuelle Variation der Zerfallszeiten gefunden. Die Bewertung der Zerfallszeit einer Charge durch einen einzigen Probanden erzielte relative Standardabweichungen von bis zu 50 % (Daten nicht gezeigt.). Nur selten gelang es den Probanden, drei identische Zerfallszeiten für die gleiche Charge zu ermitteln. Die intra- und interindividuelle Streuung der Zerfallszeiten führte zu relativen Standardabweichungen zwischen 20 % und 85 % (Abbildung 27). Die schneller zerfallenden ODMT-Chargen zeigten im Vergleich zu den langsamer zerfallenden ODMT-Chargen größere relative Standardabweichungen. Das Auftreten der großen intra- und interindividuellen Streuungen der Zerfallszeiten könnte durch die unterschiedliche Behandlung der eingenommenen ODMTs durch die Probanden bedingt sein. Die Probanden könnten bei härteren Tabletten intuitiv eine höhere Kraft mit der Zunge auf die ODMT ausgeübt haben. Da der Zerfall der ODMTs unter anderem von der einwirkenden Kraft abhängt, könnte dies einen Einflussfaktor darstellen.

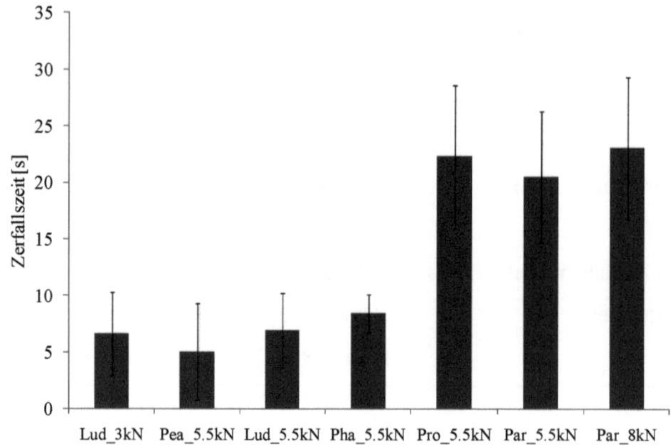

Abbildung 27. Zerfallszeit der ODMTs in der Mundhöhle, bestimmt durch erwachsene Probanden, MW±s, (n=20)

Eine Unterscheidung zwischen den sieben Chargen war nur eingeschränkt möglich, wobei die Bedeutung der exakten Zerfallszeiten für die Qualität von ODMTs fraglich ist. Der entscheidende

Aspekt ist die Möglichkeit, zwischen Chargen mit angemessenen und solchen mit langen Zerfallszeiten unterscheiden zu können. Die Zerfallszeit sollte möglichst so kurz sein, dass der Zerfall beendet ist, bevor der Schluckvorgang beginnt oder ein unwilliger Patient die Tablette wieder ausspucken kann. Des Weiteren wirkt ein schneller Zerfall der Gefahr der Aspiration der Tablette bei Kindern entgegen. Geeignete Zerfallszeiten liegen bei wenigen Sekunden, idealerweise <5 s. Wie in Abbildung 27 dargestellt, konnte eine Beurteilung der ODMTs mit dem In-vivo Test erfolgen. ODMTs mit Ludiflash®, Pearlitol® Flash und Pharmaburst® 500, die mit 3,0 kN und 5,5 kN verpresst wurden, zerfielen in unter zehn Sekunden und können als geeignet eingestuft werden. Die Minitabletten mit Prosolv® ODT und Parteck® ODT, die mit 5,5 kN und 8,0 kN verpresst wurden, wiesen Zerfallszeit über 20 Sekunden und sind demnach ungeeignet für die Verwendung als ODMT.

3.5.3. *Zerfallstest nach Europäischem Arzneibuch*

Der Zerfallstest nach Ph. Eur. ist die bisherige Standard-Methode um die Zerfallszeit von Tabletten, darunter auch ODTs, zu untersuchen [Ph. Eur. 7.2 2011].

Zur Bestimmung der Zerfallszeit von ODMTs wurde ein für Pellets modifizierter experimenteller Aufbau (6.2.3.12.3) verwendet. Die Modifizierung ermöglicht die Untersuchung von Minitabletten, die bezüglich ihrer Abmessungen mit Pellets vergleichbar sind. Mit diesem Aufbau war es möglich, einzelne ODMTs zu vermessen.

a) b)

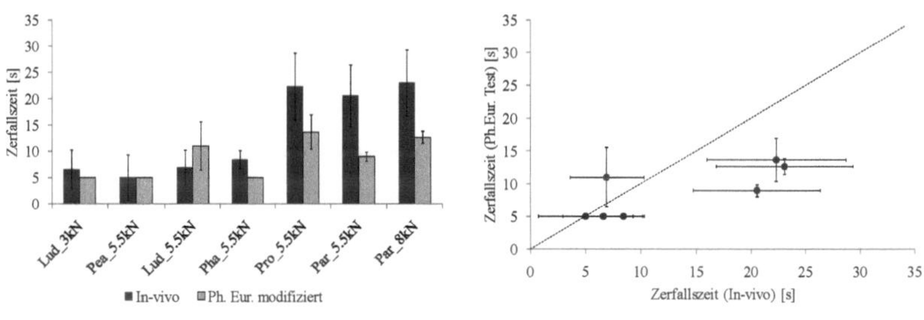

Abbildung 28. a)Vergleich und b) Korrelation der Zerfallszeit der ODMTs, bestimmt mit einer modifizierten Ph. Eur.-Methode (n=6) und der In-vivo-Zerfallszeit (n=20); MW±s, bei den ODMTs mit einer Zerfallszeit < 10 s konnte keine Bestimmung der Standardabweichung (s) erfolgen.

In Abbildung 28a) sind die experimentell ermittelten Zerfallszeiten im Vergleich zu den In-vivo Zerfallszeiten dargestellt. Wirklichkeitsnahe Bedingungen wurden bei dieser Methode nicht erreicht. Die genauen Zerfallszeiten der schnell zerfallenden ODMT-Chargen (Lud_3kN, Pea_5.5kN und Pha_5.5kN) konnten nicht bestimmt werden, da der experimentelle Aufbau es nicht ermöglichte, innerhalb der ersten fünf Sekunden einen klaren Endpunkt zu detektieren. Nach einer Messzeit von fünf Sekunden wurde der Test abgebrochen, die ODMTs waren bereits vollständig zerfallen. Die ODMTs der Charge Lud_5.5kN zeigten eine längere Zerfallszeit als im In-Vivo Zerfallstest. Demnach waren die hydrodynamischen Kräfte, die während des Zerfallstests auf die ODMT ausgeübt wurden, nicht ausreichend, um die In-vivo Bedingungen zu simulieren. In Kapitel 3.1.4 wurde bereits die Abhängigkeit des Zerfalls der ODMTs von der aufgewendeten Kraft gezeigt. Insgesamt korrelierten die Zerfallszeiten der schnellzerfallenden ODMTs besser mit den In-vivo Zerfallszeiten als die Zerfallszeiten der ODMT-Chargen Pro_5.5kN, Par_5.5kN und Par_8kN (Abbildung 28 b). Mit der Ph. Eur. Methode wurden die realen Zerfallszeiten in der Mundhöhle insgesamt unterschätzt. Der Korrelations-Koeffizient von In-vitro und In-vivo-Zerfallsdaten lag bei r = 0,7683 (Tabelle 24).

3.5.4. Simulated Wetting Test

Der SWT (6.2.3.12.2) ermöglicht die Bestimmung der Zeit bis zur vollständigen Benetzung der Tablette. Die Benetzung stellt den entscheidenden ersten Schritt für den Zerfallsprozess dar. Im Gegensatz zu der in der Literatur beschriebenen Bestimmung der „Wetting Time“ [Bi et al. 1996] für ODTs war für die Bestimmung von Minitabletten die Verwendung einer Farblösung essentiell, um einen eindeutigen Endpunkt detektieren zu können.

Wie in Abbildung 29a) dargestellt, konnte zwischen In-vivo schnell und langsam zerfallenden ODMT-Chargen mittels SWT unterschieden werden. Der SWT führte im Vergleich zu den In-vivo-Zerfallszeiten jedoch zu kürzeren Zeiten, mit Ausnahme der ODMTs der Charge Par_8kN. Der Endpunkt konnte deutlich bestimmt werden. Darüber hinaus wurde im Vergleich zum modifizierten Ph. Eur.-Test eine bessere Korrelation (r = 0,8527) erzielt (Abbildung 29b, Tabelle 24). Die Ergebnisse zeigen jedoch, dass die Benetzung nicht als einziger Faktor für den Zerfall betrachtet werden darf. Unberücksichtigt bleiben hierbei weitere Einflussfaktoren auf den Zerfall, wie das Volumen und die Geschwindigkeit der Wasseraufnahme sowie die Kraftentwicklung bei der Wasseraufnahme [Guyot-Hermann 1992]. Zudem fehlt die mechanische Belastung der Tablette in der Mundhöhle.

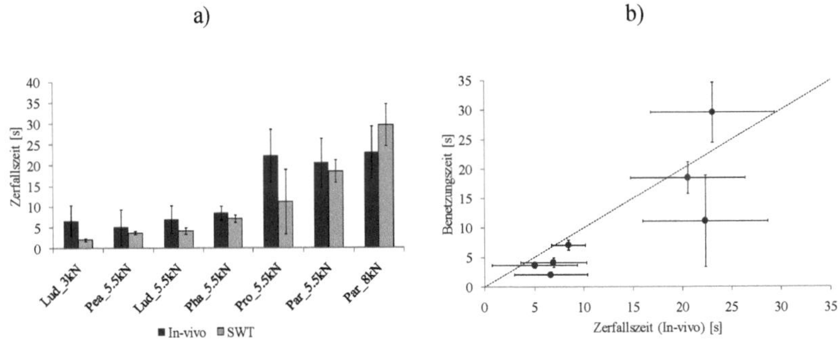

Abbildung 29. a) Vergleich und b) Korrelation der Benetzungszeit (SWT) der ODMTs (n=10) mit der In-vivo-Zerfallszeit (n=20); MW±s

3.5.5. Zerfallstest mit dem Texture Analyser

Die Methode unter Verwendung des Texture Analysers (TA) ermöglichte die Zerfallszeitbestimmung unter dem Einfluss definierter mechanischer Kräfte (6.2.3.12.4).

Die gemessenen Zerfallszeiten für die schnell zerfallenden ODMTs waren größer als in der In-vivo-Untersuchung (Abbildung 30a). Es wurden geringe Standardabweichungen für die Zerfallszeiten innerhalb der gleichen Charge erhalten sowie ähnliche Zerfallszeiten für alle schnellzerfallenden ODMTs. Eine Ursache dafür war das Unvermögen des TAs, die angewandte Kraft während des Zerfalls konstant zu halten. Erst nach einer Verzögerungszeit von zehn Sekunden wurde durch eine Gegenregulation die Zielkraft wiederhergestellt (Abbildung 31a). Dieses lässt sich mit der eingeschränkten Anpassung der Geschwindigkeit (0,1 mm/s bis 10 mm/s), die der TA bezüglich der Belastungskraft aufbringen kann, erklären. Es war deshalb nicht möglich, Zerfallszeiten unterhalb von < 10 s, wie sie schnell zerfallende ODMTs zeigen, mit dem TA zu bestimmen. Im Gegensatz dazu führten die Zerfallszeiten der langsam zerfallenden ODMTs zu einer guten Korrelation mit den In-vivo Zerfallszeiten (Abbildung 30a, b). Folglich ist der TA ein geeignetes Instrument, um Tabletten mit Zerfallszeiten über zehn Sekunden zu untersuchen, jedoch ungeeignet zur Untersuchung schnell zerfallender ODMTs. Die Korrelation für alle Bestimmungen mit den In-vivo-Daten war besser als bei den beiden vorherigen Tests ($r = 0{,}9305$) (Tabelle 24, Abbildung 30b), da die langen Zerfallszeiten besser simuliert werden konnten.

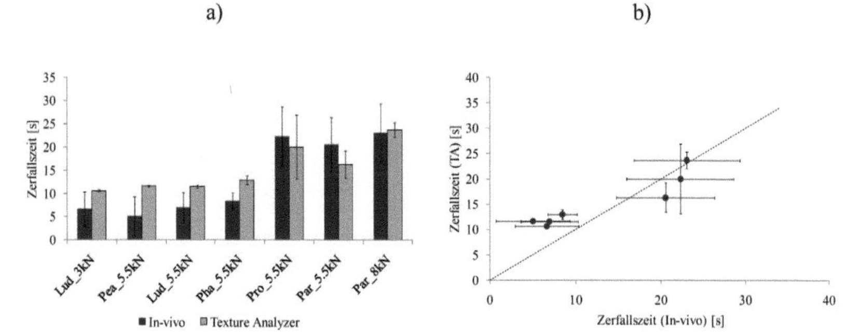

Abbildung 30. a) Vergleich und b) Korrelation der Zerfallszeit der ODMTs bestimmt mittels Texture Analyser (n=6), mit der In-vivo-Zerfallszeit (n=20); MW±s

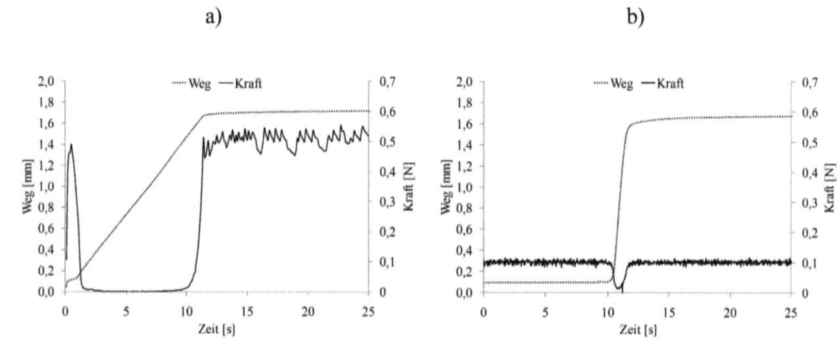

Abbildung 31. Exemplarisch dargestellte Weg-Zeit und Kraft-Zeit Diagramme der ODMT-Charge Pea_5.5kN erhalten mit dem a) Texture Analyser und b) Electro Force®.

3.5.6. Zerfallstest mit dem Electro Force® Instrument

Zerfallsuntersuchungen mit dem Electro Force® Instrument (EF) ermöglichen die Berücksichtigung mechanische Belastungskräfte analog zum Zerfallstest mit dem TA (6.2.3.12.5). Eine Unterscheidung zwischen langsam und schnell zerfallenden ODMTs war mit diesem Test möglich, wie in Abbildung 32a) dargestellt ist. Allerdings waren die Zerfallszeiten, mit Ausnahme der Charge Par_8 kN kürzer, als die ermittelten In-vivo Zerfallszeiten. Eine Ursache dafür ist die aufgebrachte Kraft und das Volumen des Zerfallsmediums. Näheres dazu wird in Kapitel 3.5.8 und 3.5.9 diskutiert. Die aufgebrachte Belastungskraft war während des Zerfalls der ODMTs nicht beständig (Abbildung 31b), wie es schon für den Zerfallstest mit dem TA beobachtet wurde (Abbildung 31a). Die Anpassung der Geschwindigkeit des EFs (0,0025 µm bis 1,0 m/s) übertrifft jedoch die des TAs. Nach einer kurzen Verzögerungszeit von 1 s konnte die gewünschte Kraft wieder gehalten werden. Der kurzzeitige Abfall der Kraft kann somit bei dieser Methode vernachlässigt werden. Die Korrelation der Zerfallszeiten mit den In-vivo Zerfallszeiten (r = 0,9482) war, verglichen mit den anderen In-vitro Zerfallstests (Tabelle 24), am besten.

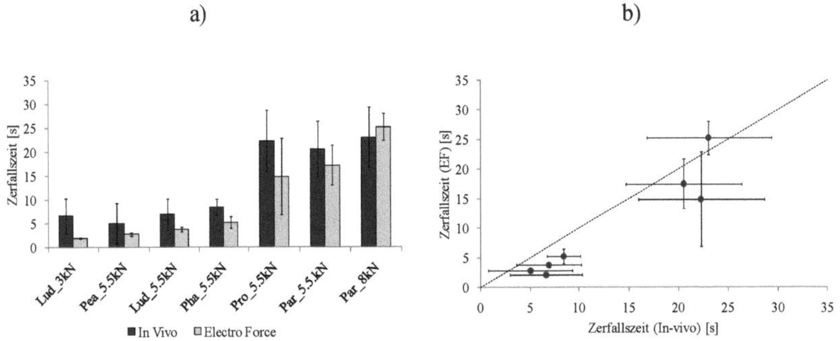

Abbildung 32. a) Vergleich und b) Korrelation der Zerfallszeit der ODMTs, bestimmt mittels Electro Force® (n=4) mit der In-vivo-Zerfallszeit (n=20); MW±s

3.5.7. Zerfallstest mit rotierendem Stempel

Für diese Methode wurde die konventionelle Zerfallsapparatur mit einem um 180° rotierenden Stempel (*engl. rotating shaft*) (6.2.3.12.6) kombiniert. Dadurch wurden Zerfallsuntersuchungen bei dynamischer Belastung der Tablette während des Zerfalls ermöglicht.

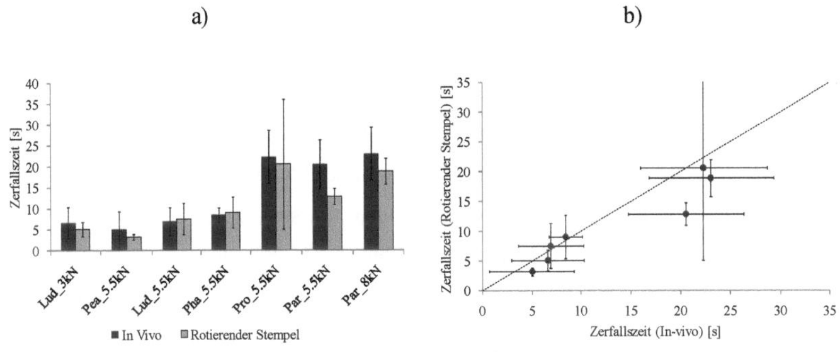

Abbildung 33. a)Vergleich und b) Korrelation der Zerfallszeit der ODMTs, bestimmt mittels Apparatur mit rotierendem Stempel (n=4) mit der In-vivo-Zerfallszeit (n=20); MW±s

In Abbildung 33a) ist der Vergleich der Zerfallszeiten, die mittels der beschriebenen Apparatur gemessen wurden, und den In-vivo Zerfallszeiten dargestellt. Die verwendete Methode ermöglichte eine Unterscheidung zwischen schnell und langsam zerfallenden ODMTs. Die bestimmten

Zerfallszeiten lagen insgesamt nah an den korrespondierenden In-vivo Zerfallszeiten, wobei die Zerfallszeiten für zwei der langsam zerfallenden ODMT-Chargen (Par_5.5kN und Par_8kN) durch die Methode unterschätzt wurden. In Abbildung 33b) ist die gute Korrelation zwischen den In-vitro und In-vivo-Ergebnissen abgebildet. Der Korrelationskoeffizient betrug r = 0,9451 und war somit vergleichbar mit dem Koeffizienten, den die Methode mit dem EF erzielte (Tabelle 24).

3.5.8. Einfluss des Zerfallsmediums

Das Zerfallsmedium hat einen großen Einfluss auf den Zerfall einer Arzneiform [Ritschel und Bauer-Brandl 2002]. Das Volumen des Mediums ist von hoher Bedeutung, da unabhängig vom Zerfallsmechanismus die Flüssigkeitsaufnahme der festen Arzneiform den initialen Schritt darstellt [Ferrari et al. 1996]. Darüber hinaus könnte der Zerfall von Arzneiformen mit gut wasserlöslichen Komponenten, wie Mannitol (0,18 g/ml bei 25°C [Bika 2005]) durch das Lösen dieser Komponente im Medium beeinflusst werden.

Das durchschnittliche Speichelvolumen beträgt bei Erwachsenen 0,77 ml bis 1 ml [Collin und Dawes 1987, Lagerlöf und Dawes, 1984] und bei Kindern im Alter von 5 Jahren 0,38 ml bis 0,5 ml [Watanabe und Dawes 1990]. Der Vergleich mit den Volumina der Medien in den untersuchten Methoden ergibt eine gute Übereinstimmung bei den Tests mit TA und EF (Tabelle 24). Im Gegensatz dazu wird bei dem Arzneibuchtest ein zu großes Volumen und bei dem SWT ein zu kleines Volumen an Flüssigkeit verwendet. Bei dem Zerfallstest mit dem rotierenden Stempel wurden zwar 2 ml Zerfallsmedium verwendet, wobei aber nur 0,5 ml der Tablette für den Zerfall zur Verfügung standen, da das Flüssigkeitsreservoir mit einem engmaschigen Sieb von der Tablette abgetrennt war. Dieses Volumen liegt damit ebenfalls im Bereich der In-vivo Bedingungen. Um eine bessere Vergleichbarkeit zu den Gegebenheiten in der Mundhöhle zu erzielen, wurde die resultierende Höhe der Flüssigkeitssäule hinzugezogen, um sie mit der Schichtdicke des Speichels im Mund zu vergleichen. Werte für die Schichtdicke des Speichels bei Erwachsenen und Kindern sind in der Literatur beschrieben worden [Collins und Dawes 1987, Watanabe und Dawes, 1990]. Sie liegen zwischen 70 bis 100 μm bei Erwachsenen und 60 bis 90 μm bei Kindern. Die Höhen der Flüssigkeitsspiegel der In-vitro Tests wurden anhand des Flüssigkeitsvolumens und des Durchmessers des Probengefäßes berechnet. Der Flüssigkeitsspiegel lag in allen Fällen weit über dem realen Wert, in der Rangfolge Ph.Eur. >> SWT > TA > EF (Tabelle 24). Der genaue Wert für die Höhe des Flüssigkeitsstands beim Test mit dem rotierenden Stempel ließ sich nicht berechnen. Eine Schätzung führt zu einem mit der TA Methode vergleichbaren Wert.

Tabelle 24. Vergleich der verwendeten Zerfallsmethoden: Medium, mechanische Belastung, Korrelation mit In-vivo bestimmten Zerfallszeiten (6.2.3.12)

		Modifizierter Ph. Eur.-Test	**Simulated Wetting Test**	**Texture Analyser**	**Electro Force®**	**Rotierender Stempel**
Medium	**Typ**	ger. Wasser	Farblösung	ger. Wasser	ger. Wasser	ger. Wasser
	Volumen	~ 700 ml	0,02 ml	1 ml	0,5 ml	(2 ml) 0,5 ml
	Höhe	~ 90 mm	1019 µm	629 µm	520 µm	--
	Temperatur	37 °C ± 2 °C	Raum-temperatur	Raum-temperatur	Raum-temperatur	37 °C ± 2 °C
Belastung	**Kraft**	undefiniert, hydro-dynamisch	keine Kraft	0,5 N	0,1 N	dynamisch
	Druck	--	--	159 kPa	32 kPa	> 127 kPa
Korrelationskoeffizient		r = 0,7683	r = 0,8527	r = 0,9305	r = 0,9482	r = 0,9451

Die Zusammensetzung des Zerfallsmediums ist ebenfalls von Relevanz. Es gibt zahlreiche Unterschiede zwischen menschlichem Speichel und gereinigtem Wasser, die einen möglichen Einfluss auf den Zerfall einer Tablette haben könnten. Die Verwendung von unterschiedlichen künstlichen Speichelflüssigkeiten könnte Hinweise auf die Bedeutung für den Zerfall der Tabletten liefern [Gal et al. 2001, Ritschel und Bauer-Brandl 2002]. Die Viskosität, die Menge und Art der einzelnen Komponenten, die Ionenstärke und der pH-Wert sind mögliche Einflussfaktoren. In dieser Studie wurden für die Zerfallsuntersuchungen ausschließlich gereinigtes Wasser oder eine verdünnte wässrige Farblösung verwendet. Nur bei dem Zerfallstest nach Ph. Eur. und bei der Apparatur mit rotierendem Stempel konnte die Temperatur des Zerfallsmediums der Körpertemperatur genau angepasst werden (Tabelle 24). Der Einfluss dieser Faktoren auf den Zerfall von orodispersiblen Arzneiformen sollte in Zukunft weiter untersucht werden.

3.5.9. Einfluss der mechanischen Belastung

Die mechanische Belastung, die durch das Einwirken der Zunge auf die Tablette ausgeübt wird, ist ein bestimmender Faktor für die Zerfallszeit. Verschiedene Studien haben die Kraft der Zunge beim Schlucken bestimmt [Clark et al. 2003, Kieser et al. 2011, Trawitzki et al. 2011]. In den meisten Studien wurde der maximale Druck mittels eines speziellen Kraftmessgerätes, dem Iowa Oral Performance Instrument, bestimmt [Clark et al. 2003, Crow und Ship 1996]. Für Erwachsene wurden Werte zwischen 50 kPa und 75 kPa gemessen. Bei Kindern und Jugendlichen im Alter von 3 und 16 Jahren wurden Werte zwischen 20 kPa und 60 kPa erhalten, wobei die Kraft bei Kindern mit dem Alter zunahm [Potter und Short 2009]. Ausschließlich die Zerfallstests mit TA und EF berücksichtigen die Belastung durch eine definierte Kraft in eine Richtung. Um die angewandten Kräfte in den Methoden unter Verwendung von TA und EF mit den Literaturwerten für den maximalen Druck vergleichen zu können, müssen die gemessenen Kräfte auf die belastete Fläche der ODMTs bezogen werden. Da die Minitabletten eine annähernd sphärische Form aufweisen, wird die Querschnittsfläche einer Kugel mit 2 mm Durchmesser (3,14 mm^2) für die Berechnung verwendet. Bei einer angelegten Kraft von 0,5 N durch den TA resultierte somit ein Druck von 159 kPa, und bei einer Kraft von 0,1 N durch den EF ein Druck von 32 kPa (Tabelle 24). Demzufolge entsprach der Druck durch den EF auf die ODMT am besten den realen Bedingungen.

Bei dem Arzneibuchtest und dem Zerfallstest mit dem rotierenden Stempel fanden stattdessen kontinuierliche Auf- und Abbewegungen statt. Bei dem Arzneibuchtest wurde die Belastung durch hydrodynamische Kräfte ausgeübt. Bei dem Test mit dem rotierenden Stempel, führte die kontinuierliche Auf- und Abbewegung zu einem Wechsel zwischen Be- und Entlastung durch den Stempel. Zudem rotierte der Stempel bei beim Kontakt um ca. 90°, was eine zusätzliche Belastung für die Tablette darstellte. Diese dynamische Belastung ist vergleichbar zu den realen Bedingungen, da auch im Mund keine statischen, sondern dynamische Kräfte auf die Tablette ausgeübt werden. Der exakte Druck, mit dem die ODMT durch den rotierenden Stempel belastet wurde, ist nicht bekannt, liegt aber unter Einbeziehung der Gewichtskraft des Stempels (Masse: 37 g) oberhalb der realen Bedingungen. Der SWT berücksichtigt keine mechanische Belastung der Tablette.

3.5.10. Durchführung, Endpunktbestimmung und Auswertung

Ein geeigneter Zerfallstest für die praktische Verwendung erfordert eine eindeutige Endpunktbestimmung sowie eine einfache Durchführung und eine schnelle und verständliche Auswertungsmethode. Der modifizierte Arzneibuchtest ermöglichte aufgrund des experimentellen Aufbaus keine eindeutige visuelle Endpunktbestimmung. Die Durchführung und Auswertung sind jedoch einfach und bereits etabliert. Der SWT benötigte nur ein Minimum an Ausstattung ohne spezielle Instrumente oder Software (6.2.3.12.2). Die Endpunktbestimmung erfolgt visuell und konnte bei Verwendung der Farblösung auch reproduzierbar erfolgen (Abbildung 34). Die Methode ist einfach in der Durchführung, preiswert und könnte somit als Screening Methode für ODMTs verwendet werden.

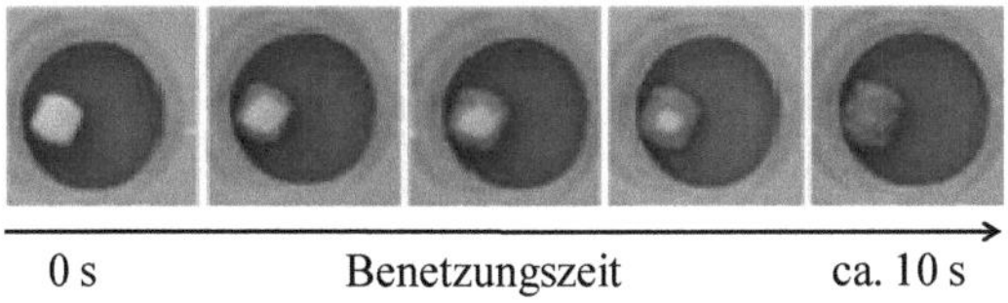

Abbildung 34. Simulated Wetting Test. Exemplarisch für eine ODMT mit der Charge Lud_5.5kN

Der Texture Analyser und vor allem das Electro Force® Instrument zählen nicht zum Standardequipment und weisen hohe Anschaffungskosten auf. Die Zerfallszeit wird bei den beiden Methoden über Weg-Zeit-Diagramme ausgewertet (Abbildung 35a,b). Es wird dabei eine große Datenmenge produziert, die zu einer zeitaufwendigen Auswertung führt. Darüber hinaus ist ein zusätzlicher Schulungsaufwand für die Auswertung notwendig. Dieser Nachteil könnte zukünftig durch eine verbesserte Software beseitigt werden. Die Bestimmung der Zerfallszeit ist abhängig von der Auswertetechnik, lässt sich jedoch in den Untersuchungen der vorliegenden Arbeit reproduzierbar durchführen. Der Aufbau des Zerfallstests mit dem rotierenden Stempel basiert auf dem Arzneibuchtest Ph.Eur. 2.9.1. Die Durchführung ist unkompliziert. Die verwendete Software führt zu einer weniger aufwendigen, jedoch ungenaueren Endpunktbestimmung durch die Auswertung des Diagramms (Abbildung 35c), im Vergleich zu den Methoden unter Verwendung von TA oder EF (6.2.3.12.6).

a)

b)

c)

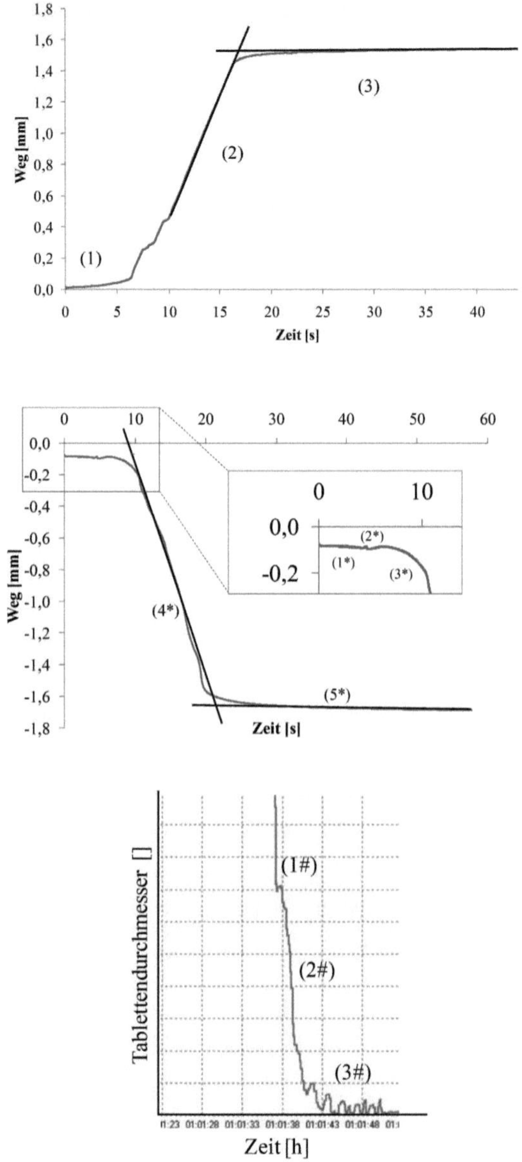

Abbildung 35. Auswertung der Zerfallstests, exemplarisch dargestellte Weg-Zeit-Diagramme a) mit dem Texture Analyser; (1) Anfang der Messung, (2) Zerfall der ODMT, (3) Ende der Messung; b) mit dem Electro Force® Test Instrument; (1*) Vorbelastung der trockenen Probe, (2*) Zugabe von Wasser, (3*) das Wasser dringt in die ODMT ein und die ODMT quillt zunächst auf, (4*) vollständiger Zerfall der ODMT (5*) der Zerfall ist beendet, c) Exemplarische Auswertung des Zerfallstests mit rotierendem Stempel; (1#) Anfang der Messung, (2#) Zerfall der ODMT, (3#) Ende der Messung.

3.5.11. Zusammenfassung

Um den Zerfall orodispersibler Minitabletten im Mund vorherzusagen, wurden fünf In-vitro Methoden untersucht. Die Durchführung, die Endpunktbestimmung, die Auswertung und die erhaltenen Ergebnisse wurden miteinander verglichen. Die Studie zeigte, dass der Zerfallstest nach Ph. Eur. 2.9.1, auch mit modifiziertem Versuchsaufbau, für diese Anwendung ungeeignet ist. Mit dem Texture Analyser ist es nicht möglich, Zerfallszeiten von < 10 s zu bestimmen. Der Test eignet sich somit nicht zur Charakterisierung der schnell zerfallenden ODMTs. Der Simulated Wetting Test beschreibt die Benetzungszeit der ODMTs, nicht den Zerfall. Jedoch verfügt er über eine einfache Endpunktbestimmung, Durchführung und Auswertung ohne aufwändigen Versuchsaufbau oder Datenanalyse. Demzufolge ist er als Screening-Methode für ODMTs zu empfehlen. Die Fähigkeit des Electro Force® Instruments, die Zerfallszeit präzise vorherzusagen konnte in der vorliegenden Arbeit gezeigt werden. Diese Methode kommt den realen Bedingungen in der Mundhöhle bezüglich des Speichelvolumens und der Belastungskraft am nächsten und führt zur besten Korrelation mit den In-vivo Zerfallsdaten. Es könnten noch weitere Verbesserungen bezüglich des Versuchsaufbaus erfolgen, um die Zerfallszeiten den In-vivo-Zeiten besser anzupassen. Vergleichbare Ergebnisse bezüglich der Imitation der realen Bedingungen und der Korrelation zu den In-vivo Zerfallszeiten ergaben sich auch für die Methode mit dem rotierenden Stempel, wobei der Versuchsaufbau, die Datenaufnahme und die Auswertungsmethode weiterer Verbesserungen bedürfen.

Zusammenfassend lässt sich sagen, dass sich der SWT und die Zerfallstests mittels EF und rotierendem Stempel als In-vitro Methoden zur Untersuchung der Zerfallszeit von ODMTs am besten eignen. Eine Methode, die alle Faktoren für den Zerfall von ODMTs in der Mundhöhle berücksichtigt und gleichzeitig präzise und reproduzierbare Daten ermittelt, ist aber weiterhin nicht vorhanden. Hierzu sollten weitere Untersuchungen folgen.

4. Zusammenfassung

Seit dem Inkrafttreten der EU-Verordnung über Kinderarzneimittel besteht ein erhöhter Bedarf an kindgerechten Arzneiformen. Der in den letzten Jahren angestoßene Paradigmenwechsel weg von flüssigen hin zu festen oralen Darreichungsformen erfordert die Entwicklung fester Darreichungsformen, die schon bei Säuglingen und Kleinkindern angewendet werden können. Daher wird in der vorliegenden Arbeit als neuer Ansatz die Orodispersible Minitablette (ODMT) vorgestellt, die Orodispersible Tabletten mit Minitabletten kombiniert.

Es konnten erstmals arzneistofffreie ODMTs mit dem gebrauchsfertigen Hilfsstoff Ludiflash® mit einer ausreichenden Bruchkraft von ≥8 N und gleichzeitig kurzer Benetzungszeit ≤ 3 s, entwickelt werden. Darüber hinaus konnten ODMTs mit Ludiflash® und Hydrochlorothiazid in kindgerechten Dosierungen hergestellt werden. Diese Zubereitungen zeigten eine zerfallsabhängige Wirkstofffreisetzung, die mit Hilfe einer selbstständig entwickelten Freisetzungsapparatur demonstriert werden konnte.

Der erstmals durchgeführte Vergleich von fünf kommerziellen gebrauchsfertigen Hilfsstoffen (Ludiflash®, Pearlitol® Flash, Parteck® ODT, Prosolv® ODT und Pharmaburst® 500) zeigte vielfältige Unterschiede der ODMTs hinsichtlich der Zerfallszeiten und der mechanischen Eigenschaften. Die anschließend hergestellten ODMTs mit Hydrochlorothiazid entsprachen den Vorgaben des Europäischen Arzneibuchs hinsichtlich der Gleichförmigkeit des Gehalts einzeldosierter Arzneiformen. Der Arzneistoff-Gehalt blieb über einen Lagerungszeitraum von sechs Monaten unter Stressbedingungen konstant. Mit vier von fünf Hilfsstoffen konnten außerdem ODMTs mit einer vollständigen Arzneistofffreisetzung ≤ 15 Minuten entwickelt werden.

Die verwendeten Hilfsstoffprodukte wurden mit physikalischen Mischungen von Einzelkomponenten und Trockengranulaten der gleichen Zusammensetzung verglichen. Es wurden insgesamt vergleichbare Ergebnisse erzielt, so dass kein Vorteil der gebrauchsfertigen Hilfsstoffe gegenüber den physikalischen Mischungen im Rahmen der durchgeführten Untersuchungen ermittelt werden konnte.

Darüber hinaus wurden erstmals ODMTs mit Zinksulfat als Arzneistoff entwickelt und charakterisiert. Der Einfluss der Kombination aus Zinksulfat und Hilfsstoff auf das Zerfallsverhalten von Tabletten wurde näher untersucht. Zudem konnte ein erfolgreiches Konzept zur Geschmacksmaskierung von Zinksulfat in ODMTs entwickelt werden. Im Rahmen einer Geschmackscharakterisierung durch erwachsene Probanden konnten Schlüsse hinsichtlich der Geschmacksmaskierung getroffen werden. Die Ergebnisse der Messungen mit einer elektronischen Zunge korrelierten gut mit den Ergebnissen des Probandenkollektivs.

Außerdem wurde der Vergleich verschiedener In-vitro Methoden zur Untersuchung des Zerfalls von ODMTs durchgeführt. Die Ergebnisse wurden mit Ergebnissen eines In-vivo Tests verglichen. Die wichtigsten Charakteristika einer geeigneten Methode zur Untersuchung des Zerfalls konnten definiert werden. Der Simulated Wetting Test sowie die Zerfallstests mit dem Electro Force® Instrument und mit dem rotierenden Stempel stellten sich als die am besten geeigneten Methoden heraus.

Zusammenfassend lässt sich sagen, dass die Entwicklung orodispersibler Minitabletten mit Hydrochlorothiazid und mit geschmacksmaskiertem Zinksulfat gelungen ist. Somit steht eine neue technologische Plattform zur Verfügung, die die Herstellung flexibel dosierbarer, fester, oraler Darreichungsformen mit konventionellen Tablettenpressen ermöglicht. Besonders Kinder können von dieser Neuentwicklung profitieren. Eine Applikation der ODMTs bei Kindern < 6 Monaten könnte auf Basis der untersuchten Eigenschaften möglich sein, müsste jedoch mittels einer Akzeptanzstudien verifiziert werden. Darüber hinaus konnte eine Bewertung verschiedener gebrauchsfertiger Hilfsstoffe vorgenommen werden, sowie neue spezielle analytische Methoden zur Charakterisierung der Zerfallseigenschaften der Zubereitungen entwickelt werden.

5. Summary

Since the EU-Regulation about medicines for children was introduced, an increased need for child-appropriate dosage forms appeared. The proposed shift of paradigm from liquid towards solid oral dosage forms in recent years requires the development of solid dosage forms, which are already applicable for infants and toddlers. Therefore, the present study introduces a new approach dealing with a combination of orodispersible tablets and mini-tablets, creating orodispersible mini-tablets (ODMTs).

For the first time drug-free ODMTs with the ready-to-use excipient Ludiflash® could be developed. They demonstrate a sufficient crushing strength ≥8 N and a fast wetting time ≤ 3 s. Moreover ODMTs with Ludiflash® and hydrochlorothiazide in child-appropriate dosages could be manufactured. These formulations showed a drug-release depending on the disintegration, which was measured using an independently developed dissolution apparatus.

The comparison of five commercially available ready-to-use excipients (Ludiflash®, Pearlitol® Flash, Parteck® ODT, Prosolv® ODT and Pharmaburst® 500) for the production of ODMTs revealed manifold differences with regard to disintegration times and mechanical properties.

The subsequently produced ODMTs containing hydrochlorothiazide complied with the requirements of the European Pharmacopeia regarding uniformity of single dose preparations. The drug-content remained constant over a storage period of six months under accelerated conditions. ODMTs with a complete drug release within 15 minutes could be achieved by four of five excipients.

The ready-to-use excipients were compared to physical mixtures of the single substances and dry granules with an equivalent composition. Overall, comparable results were achieved, no advantage of the ready-to-use excipients compared to the physical mixtures within the conducted evaluations could be determined.

Furthermore, ODMTs with zinc-sulfate as model drug have been developed and characterized. The influence of the combination of zinc-sulfate and excipients onto the disintegration behavior of tablets were examined. Further, a successful concept for taste-masking of zinc-sulfate in ODMTs has been developed. In the course of a taste assessment by performing a human taste panel, conclusions about taste-masking could be made. Results of taste assessment by electronic tongue measurements correlated well with results of the human taste panel.

Various in-vitro methods for disintegration testing of orally disintegrating mini-tablets were compared with each other and with results of an in-vivo test. Main properties of a suitable method could be defined. The Simulated Wetting Test as well as the disintegration tests with the Electro Force® instrument and with the rotating shaft turned out to be the most suitable methods.

To sum up, the development of ODMTs with hydrochlorothiazide and with taste-masked zinc-sulfate was successful. Therefore, a new technological platform is available, which enables the production of flexible solid dosage forms using conventional tablet presses. Especially for children this new development could be beneficial. The application of ODMTs in the therapy of children < 6 months could be feasible based on the examined characteristics. However, further acceptance studies need to be performed to verify this hypothesis. Additionally, an evaluation of various ready-to-use excipients could be made, as well as the development of new special analytics for characterization of the disintegration properties.

6. Experimenteller Teil

6.1. Materialien

Tabelle 25. Arzneistoffe

Substanz	Wasserlöslichkeit	Bezugsquelle
Hydrochlorothiazid	0,6 g/l bei 25°C*	Unichem Laboratories, Mumbai, Indien
Zinksulfat-Monohydrat	350 g/l bei 20°C**	Merck, Darmstadt, Deutschland

*** Ph. Eur. Kommentar 2010**

**** Merck 2010**

Tabelle 26. Gebrauchsfertige co-prozessierte Hilfsstoffe zur Direkttablettierung

Handelsname	Charge	Bezugsquelle
Ludiflash®	1670090T0	BASF, Ludwigshafen, Deutschland
Parteck® ODT	F1562390926	Merck, Darmstadt, Deutschland
Pearlitol® Flash	849821	Roquette, Lestrem, Frankreich
Pharmaburst® 500	09F064	SPI Pharma, New Castle, DE, USA
Prosolv® ODT	Q1X090622	J. Rettenmaier & Söhne, Rosenberg, Deutschland

Tabelle 27. Weitere Tablettierhilfsstoffe

Substanz	Handelsname	Charge	Bezugsquelle
Natrium-stearylfumarat	Pruv®	135/ 388	J. Rettenmaier & Söhne, Rosenberg, Deutschland
Magnesiumstearat	---	3043	Baerlocher, Unterschleissheim, Deutschland
Mannitol	Parteck M 100	M680394	Merck, Darmstadt, Deutschland
Croscarmellose- Natrium	Ac-Di-Sol®	T540C	FMC Biopolymer, Brüssel, Belgien
Crospovidon	Kollidon® CL-SF	17293109T0/ 75885368E0	BASF, Ludwigshafen, Deutschland
Maisstärke	Amidon Extra Blanc	S5002	Roquette, Lestrem, Frankreich
Hochdisperses Siliciumdioxid	Aerosil® 200	3150063014	Evonik Degussa, Essen, Deutschland
Natriumchlorid	---	09J130011	VWR International, Leuven, Belgien
Natriumcyclamat	---	83131379	Caesar & Loretz, Hilden, Deutschland
Saccharin-Natrium	---	70562028	Caesar & Loretz, Hilden, Deutschland
α-Lactose-Monohydrat	Flowlac® 100	LO823A4950	Meggle, Wasserburg, Deutschland

Weitere Substanzen

Methanol (HiPerSolv® Chromanorm, Merck, Darmstadt, Deutschland), gereinigtes Wasser (Gewinnung mittels Umkehrosmose), destilliertes Wasser (Gewinnung mittels Destillation aus gereinigtem Wasser), Brillantblau (Sicovit® Brillantblau 85 E 133, BASF, Ludwigshafen, Deutschland), ß-Mannitol (Pearlitol® 160C, Roquette, Lestrem, Frankreich), α-Mannitol (Gewinnung durch Umkristallisation von ß-Mannitol), Sorbitol (Caesar & Loretz GmbH, Hilden, Deutschland), Fructose (Caesar & Loretz, Hilden, Deutschland), Kaliumchlorid (Grüssing, Filsum, Deutschland), Weinsäure (Sigma-Aldrich Laborchemikalien, Seelze, Deutschland), Salzsäure

(1 mol/l; Merck, Darmstadt, Deutschland), absoluter Ethanol (Reinheit, 99,8%, VWR International, Leuven, Belgien), Kaliumhydroxid-Lösung (0,1 mol/l; Merck, Darmstadt, Deutschland) und Kalumchlorid (3,33 mol/l) in gesättigter Silberchlorid-Lösung (Insent, Atsugi-chi, Japan).

6.2. Methoden

6.2.1. Herstellungsmethoden

6.2.1.1. Herstellung der Pulvermischungen zur Tablettierung

Zur Herstellung der Pulvermischungen wurde ein Turbulamischer (T2F, W. A. Bachofen, Basel, Schweiz) verwendet. Alle Bestandteile wurden zusammen in 1000 ml PE-Behältern eingewogen. Die Pulvermischungen (jeweils 100 bis 300 g) wurden in diesen Gefäßen 10 min bei 49 U/min gemischt. Bei der Herstellung größerer Chargen für die Walzenkompaktierung (6.2.1.2) wurden mehrere Ansätze gemischt und danach vereint. Die geschmacksmaskierenden Hilfsstoffe wurden vor der Herstellung der Mischung unter Verwendung eines Mörsers zerkleinert und homogenisiert (3.4).

6.2.1.2. Walzenkompaktierung

Zur Herstellung der Trockengranulate wurde ein Walzenkompaktor (Mini Pactor, Gerteis Maschinen + Processengineering AG, Jona, Schweiz) verwendet. Dabei wurden Walzen mit 2,5 cm Breite, 25 cm Durchmesser und einer glatten Oberfläche verwendet. Das Verhältnis der Geschwindigkeit von Dosier- und Stopfschneck betrug 1:1,7. Es wurde ein in den Walzenkompaktor integrierter Sterngranulator in Kombination mit einem 0,8 mm Sieb verwendet, um ein feines Granulat aus den produzierten Schülpen zu gewinnen.

Tabelle 28. Prozessparameter bei der Trockengranulation

Spezifische Kompaktierkraft [kN/cm]	**Spalt**	**Walzen-geschwindigkeit [U/min]**
4; 7	2 mm	2 U/min

Der Granulationsprozess schloss sich direkt an den Kompaktierprozess an. Die Prozessparameter (Tabelle 28) wurden so gewählt, dass möglichst wenig Feinanteil entsteht und trotzdem ein gut kompaktierbares Granulat erhalten wird.

6.2.1.3. Herstellung der Minitabletten

Alle Minitabletten wurden mit einer instrumentierten Rundläufertablettenpresse (Pressima, IMA Kilian, Köln, Deutschland) hergestellt, die mit einem Rührflügelschuh ausgestattet war. Mittels der Software MS 3000 (IMA Kilian) konnten die resultierenden Presskräfte der Ober- und Unterstempel über Dehnungsmesstreifen detektiert und aufgezeichnet werden. Zur Tablettierung wurden 19-fach Euro-B Minitabletten-Stempelwerkzeuge (Ritter-Pharma Technik GmbH, Stapelfeld, Deutschland) mit einem Durchmesser von 2 mm verwendet. Die Umdrehungsgeschwindigkeiten des Matrizentischs und des Rührflügelschuhs wurden auf 10 U/min eingestellt, wenn nichts anderes beschrieben war. Es wurden jeweils Presskräfte zwischen 3 kN und 10 kN verwendet. Wenn notwendig, wurden anschließend die orodispersiblen Minitabletten mittels Luftstrahlsieb (Hosokawa Alpine, Augsburg, Deutschland) entstaubt. Dafür wurde ein Sieb mit einer nominalen Maschenweite von 125 µm bei einem Unterdruck von 600 Pa verwendet. Die Tablettierung wie auch Lagerung der Substanzen und ODMTs erfolgte unter konditionierten Bedingungen bei 21°C und 45% r.F..

6.2.1.4. Herstellung der großen Tabletten

Die Tablettierung der Pulvermischungen erfolgte mit einer hydraulischen Tablettenpresse (FlexiTab, Röltgen, Solingen, Deutschland). Es wurde eine Presskraft von 10 kN verwendet. Es wurden biplane Tabletten mit einem Durchmesser von 10 mm erhalten.

6.2.2. Statistische Versuchsplanung (DoE)

Die Auswertung der Versuchspläne erfolgte mit Hilfe der Software Modde (Version 8, Umetrics, Umeå, Schweden).

6.2.3. Analytische Methoden

6.2.3.1. Rasterelektronenmikroskopie (REM)

Die Proben wurden für 24 Stunden in einem Exsikkator getrocknet und danach mit Gold besputtert. Die anschließenden Untersuchungen fanden mit einem Rasterelektronenmikroskop (LEO 1430 VP, Leo Electron Microscopy, Cambridge, UK) unter Vakuum bei einer Arbeitsspannung zwischen 5 kV und 20 kV statt.

6.2.3.2. Röntgendiffraktometrie

Für röntgendiffraktometrische Messungen wurde ein Pulverdiffraktometer X'Pert MDP PW2040/00 DY 6536 (PANalytical, Almelo, Niederlande) mit Cu-Anodenstrahlung verwendet. Die Hilfsstoffe wurden in einem Probenhalter zu 300 mg Presslingen 10 s lang bei 3000 kg verpresst (Hydraulische Laborpresse, Perkin Elmer, Waltham, USA).

6.2.3.3. Laserdiffraktometrie

Die Partikelgrößenverteilung wurde mit einem Laserdiffraktometer (Helos, Sympatec GmbH, Clausthal-Zellerfeld, Deutschland) bestimmt. Dazu wurden die jeweiligen Pulver mittels einer Vibrationsdosiereinheit (Vibri, Sympatec GmbH) über eine Trockendispergiereinheit (Rodos, Sympatec GmbH) dem Diffraktometer zugeführt. Der Dispergierdruck wurde so eingestellt, dass die Partikel desagglomeriert wurden, jedoch keine Partikelzerkleinerung erfolgte. Dementsprechend wurden die Hilfsstoffe bei 1,0 bar Dispergierdruck vermessen und die Arzneistoffe bei 2,0 bar.

6.2.3.4. Bestimmung der Haufwerksdichte

Die Schütt- und Stampfdichte von Hydrochlorothiazid und der Tablettiermischungen wurden mit einem Stampfvolumeter gemäß Ph. Eur. 2.9.36 durchgeführt. Es wurde der Mittelwert aus drei Messungen bestimmt. Aus Stampf (ρ_{Stampf})- und Schüttdichte ($\rho_{Schütt}$) wurde der Hausnerfaktor mit Hilfe folgender Formel ermittelt (Gl. 4). Der Hausnerfaktor dient zur Abschätzung der Fließfähigkeit und der Haufwerkseigenschaften während des Tablettierens. Es wurden jeweils drei Messungen pro Probe durchgeführt.

$$HF = \frac{\rho_{Stampf}}{\rho_{Schütt}} \qquad \textbf{Gl. 4}$$

6.2.3.5. Messungen mit der Ringscherzelle

Zur Untersuchung der Fließfähigkeit von Hydrochlorothiazid, der co-prozessierten Hilfsstoffe bzw. der Tablettiermischungen wurde eine Ringscherzelle (RST-01.pc, Dr. Dietmar Schulze Schüttguttechnik, Wolfenbüttel, Deutschland) verwendet. Es wurden Standardbedingungen gemäß Herstellerempfehlung verwendet. Dazu wurde die Probe mit einer Normalspannung von 5000 Pa belastet und mit 1000, 2000, 3000 und 4000 Pa abgeschert. Mit Hilfe der Software RST Control 97 (Dr. Dietmar Schulze Schüttguttechnik) wurde die Fließgrenze bestimmt und daraus das Verhältnis (ff_c) von Verfestigungsspannung und Schüttgutfestigkeit berechnet. Je höher der

ff_c-Wert, desto besser fließt ein Schüttgut (Tabelle 29). Es wurden jeweils drei Messungen pro Probe durchgeführt.

Tabelle 29. Einteilung des Fließverhaltens nach Jenike (1964)

Ffc	Fließverhalten
ffc < 1	nicht fließend
1 < ffc < 2	sehr kohäsiv
2 < ffc 4	kohäsiv
4< ffc < 10	leicht fließend
ffc > 10	frei fließend

6.2.3.6. Bestimmung der spezifischen Oberfläche

Die spezifische Oberfläche der Fertighilfsstoffmischungen wurde mittels Stickstoffabsorption bestimmt. Dafür wurden ca. 2 g des Pulvers in ein Probengefäß eingewogen und für eine Stunde bei 60°C entgast (SmartPrep, Micromeritics, Norcross, USA). Dabei wurde mit Stickstoff gespült und weitere 24 Stunden unter Vakuum entgast. Zur Bestimmung der spezifischen Oberfläche wurde in einem Gasadsorptionsgerät (Tristar 3000, Micromeritics) eine Mischung aus Stickstoff und Helium über das Pulver geleitet. Die adsorbierte Menge an Stickstoff wurde berechnet und die spezifische Oberfläche nach Brunauer, Emmet und Teller bestimmt. Für jede Probe wurden drei Messungen durchgeführt.

6.2.3.7. Dynamische Wasserdampfsorption/-desorption

Die Wasserdampfsorption und –desorption wurden bei 25°C in einem Sorptionsprüfsystem (SPS 11, Projekt Messtechnik, Ulm, Deutschland) untersucht. In zwei Zyklen wurde die relative Feuchte in 10% Schritten von 0%-90% r.F. und 90%-0% r.F. verändert. Die Feuchteeinstellung wurde verändert, wenn für mindestens 30 Minuten keine Massenänderung um mehr als 0,01% auftrat. Jede Probe wurde zweimal vermessen.

6.2.3.8. Kontaktwinkelmessungen

Die Benetzbarkeit der Pulvermischungen wurde auf biplanen Tabletten (Durchmesser: 10 mm) (6.2.1.4) unter Verwendung der Sessile Drop Methode mittels eines Tropfenkonturenanalysegerätes (DSA100 mit DAS1 Software, Krüss, Hamburg, Deutschland) untersucht. Ein Tropfen mit einem Volumen von 1 µl wurde automatisch mit einer Geschwindigkeit von 1000 µl/min von einer 50 µl Spritze mit einer Kanüle von 0,8 mm Durchmesser generiert. Dieser wurde durch Absenken der Spritze auf die Tablette erzeugt. Ein Video mit 10 Sekunden Länge wurde aufgenommen. Der Kontaktwinkel wurde mit Hilfe der Young-Laplace-Gleichung ausgewertet.

6.2.3.9. Bestimmung der Porosität

Die Porosität (ε) der Tabletten wurde aus der Heliumdichte (ρ_{Helium}) (AccuPyc, Micromeritics, Norcross, GA, USA) und der scheinbaren Dichte ($\rho_{scheinbar}$) berechnet (Gl. 5). Die scheinbare Dichte der ODMTs wurde mittels Quecksilberporosimetrie (Pascal 140, Thermo Fisher, Mailand, Italien) bei 0,1 MPa ermittelt. Die scheinbare Dichte der großen planen Tabletten wurde aus der Tablettenmasse, der Tablettenhöhe und dem Tablettenradius berechnet. Höhe und Durchmesser der Tabletten wurden mit einer Mikrometerschraube (MCD-25SB, Mitutoyo Corporation, Kawasaki, Kanagawa, Japan) bestimmt.

$$\varepsilon = \left(1 - \frac{\rho_{scheinbar}}{\rho_{Helium}}\right) * 100 \qquad \text{Gl. 5}$$

6.2.3.10. Bruchkraft

Die diametrale Bruchkraft der ODMTs wurde mittels Texture Analyser (TA-XT2i, Stable Micro Systems, Godalming, Großbritannien) ermittelt. Aufgrund der geringen Größe und der, im Vergleich zu größeren Tabletten, geringen mechanischen Stabilität wurde kein Bruchfestigkeitstest nach Ph. Eur. durchgeführt, sondern eine Methode verwendet, die bereits zur Untersuchung von Pellets [Kleinebudde 1997] und Minitabletten [Mittwollen 2002] beschrieben wurde. Hierfür wurde die Bruchkraft von 10, 20 oder 30 ODMTs pro Charge bei einer Vorschubgeschwindigkeit von 0,1 mm/s bestimmt. Das erste Kraftmaximum wurde als Bruchkraft definiert.

6.2.3.11. Friabilität

Der Abriebfestigkeit der ODMTs wurde in Anlehnung an einen Friabilitätstest für Granulate und Pellets [Sucker 1982] untersucht. Um die Bedingungen in einem Mehrdosenbehältnis zu simulieren, wurde die empfohlene Methode für ODMTs angepasst. Ungefähr 1 g ODMTs wurde in Schnappdeckelgläser gefüllt und auf einem mechanischen Schüttler (Universal shaker SM 25, Edmund Bühler, Hechingen, Deutschland) für eine Stunde geschüttelt. Die Schüttelfrequenz betrug dabei 200 Vibrationen pro Minute. Danach wurden die ODMTs mittels eines Luftstrahlsiebs (Hosokawa Alpine, Augsburg, Deutschland) mit der nominalen Maschenweite von 125 µm und einem 600 Pa Unterdruck entstaubt. Die Proben wurden vor und nach dem Verfahren gewogen. Der Test wurde zweimal wiederholt.

6.2.3.12. *Zerfallstests für orodispersible Minitabletten*

6.2.3.12.1. *In-vivo Zerfallstest*

Verschiedene Zerfallstest in der Mundhöhle wurden schon in der Literatur beschrieben [Abdelbary et al. 2005, Dor und Fix 2000, Morita et al. 2002, Watanabe et al. 1995]. Zur Bestimmung des Zerfalls wurde die Zeit bis zum vollständigen Zerfall der ODMT in der Mundhöhle von 20 erwachsenen Probanden (12 weiblich und 8 männlich, Alter: 24- 44 Jahre) gemessen. Die Probanden erhielten randomisiert 21 verschiene ODMTs von sieben verschiedenen Chargen (3.5.1). Sie wurden gebeten, eine einzelne ODMT auf die Zunge zu legen und die Zeit zu bestimmen, bei der keine wahrnehmbaren festen Partikel mehr im Mund vorhanden waren. Es war ihnen erlaubt, die ODMT mit der Zunge in Richtung Gaumen zu drücken, sowie die ODMT leicht hin- und herzubewegen, ohne darauf zu beißen. Der Mittelwert von drei Messungen pro ODMT-Charge wurde als individuelle orale Zerfallszeit verwendet. Die Ergebnisse wurden verwendet um eine Korrelation zwischen den verschiedenen In-vitro-Zerfallszeiten und In-vivo-Zerfallszeiten zu ermöglichen.

6.2.3.12.2. *Simulated Wetting Test (SWT)*

Der SWT ist eine einfach Methode um die Benetzungszeit von ODMTs zu bestimmen, die von Park et al. [2008] für ODTs entwickelt wurde. Der experimentelle Aufbau wurde auf die geringe Größe der ODMTs angepasst. In jede Vertiefung einer 96- Wellplatte wurde ein Filterpapier mit einem Durchmesser von 5 mm gelegt und 20 µl einer 0,1% (w/w) Brilliantblau 85 E133- Lösung gegeben. Mithilfe der blauen Farblösung erfolgte die Endpunktbestimmung. Eine einzelne ODMT wurde mit einer Pinzette auf die Oberfläche des durchfeuchteten Filterpapiers gelegt. Die Lösung bedeckte nur die Unterseite der Tablette. Der Zeitpunkt bei dem die ODMT vollständig durch die Farblösung benetzt wurde als Benetzungszeit definiert. Es wurde die Benetzungszeit von 10 ODMTs pro Charge bestimmt.

6.2.3.12.3. *Zerfallstest nach Ph. Eur. modifiziert nach Kleinebudde*

Um die Zerfallszeitbestimmung nach Ph. Eur. von ODMTs zu ermöglichen wurde eine Zerfallsapparatur (DT2, Sotax, Basel, Schweiz), wie für pharmazeutische Pellets beschrieben, modifiziert [Kleinebudde 1997]. Der Versuchsaufbau ist in Abbildung 36 dargestellt. Eine einzelne ODMT wurde in eine Plexiglas-Hülse mit 10 mm Innendurchmesser und 15 mm Höhe, die oben und unten mit Sieben mit 710 µm Maschenweite verschlossen waren, gelegt. Die Hülsen wurden in die Arzneibuch-Apparatur eingebracht und mit einer Metallhülse beschwert, damit sie ihre Position nicht verändern konnten. Der Test wurde in Wasser bei 37°C durchgeführt. Die Zerfallszeit von sechs ODMTs pro Charge wurde bestimmt.

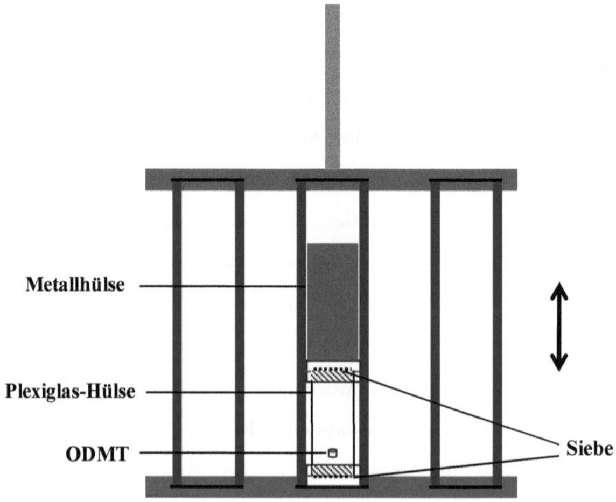

Abbildung 36. Schematische Darstellung des Versuchsaufbaus des modifizierten Ph. Eur. Zerfallstesters, modifiziert nach Kleinebudde, [1997]

6.2.3.12.4. Zerfallstest mit dem Texture Analyser

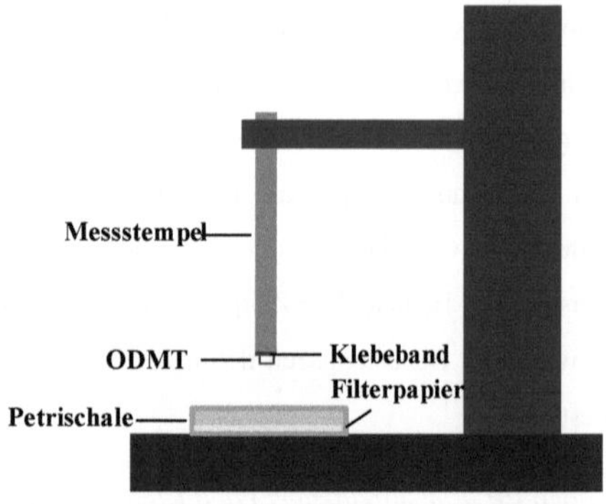

Abbildung 37. Schematische Darstellung des Versuchsaufbaus des Zerfallstests mit dem Texture Analyser.

Es wurden ein Texture Analyser TA-XT2i (Stable Micro Systems, Godalming, UK) sowie die Texture Expert Exceed Software (Stable Micro Systems) zur Auswertung verwendet. Der Versuchsaufbau ist in Abbildung 37 dargestellt. Es wurde ein Messstempel mit 5 mm Durchmesser verwendet. Um eine gleichmäßig benetzte Oberfläche zu erzielen, wurde ein Filterpapier mit 45 mm Durchmesser in eine Petrischale mit 50 mm Durchmesser gelegt und mit 1 ml demineralisiertem Wasser befüllt. Die ODMT wurde mit doppelseitigem Klebeband am Messstempel befestigt und der Messstempel wurde langsam mit definierter Geschwindigkeit herunter gefahren. Berührte die ODMT das Filterpapier und erreichte den Auslösewert von 0,01 N, wurde automatisch auf Testgeschwindigkeit geschaltet. Innerhalb der vorgegebenen Testzeit von 45 Sekunden wurde die ODMT mit einer konstanten Kraft von 0,5 N belastet. Es wurde der Eindringweg des Messtempels in die ODMT, sowie die Belastungskraft während der Testzeit aufgezeichnet. Zur Auswertung wurden der Anfangs- und der Endpunkt im Weg-Zeit-Diagramm bestimmt (Abbildung 35). Das Diagramm zeigt drei charakteristische Bereiche.

(1) stellt den Anfangspunkt dar; die ODMT taucht in das Wasser und das Wasser beginnt in die Tablette einzudringen.

(2) Die ODMT zerfällt vollständig, deshalb legt der Messstempel einen Weg zurück um die Kraft konstant zu halten.

(3) Das folgende Plateau weist auf das Ende des Zerfalls hin.

Der Endpunkt des Zerfalls kann im Schnittpunkt zwischen der Steigung des Zerfalls und des Plateaus durch Extrapolation und Projektion auf die Zeitachse bestimmt werden [Bohnacker et al 2005, Dor und Fix 2000, El-Arini und Clas 2002]. Die Zerfallszeit von sechs ODMTs pro Charge wurde bestimmt.

6.2.3.12.5. Zerfallstest mit dem Electro Force® Test Instrument

Die Zerfallszeit der ODMTs wurde mit einem Electro Force® 3100 (Bose Corporation, Eden Prairie, USA) mit der Win Test® Software (Bose Corporation) untersucht [Bose 2006]. Der Versuchsaufbau ist in Abbildung 38 dargestellt. Ein O-Ring wurde mit Sekundenkleber auf der Probenplatte befestigt und ein Filterpapier (35 mm Durchmesser) wurde hineingelegt. Eine einzelne ODMT wurde auf das trockene Filterpapier gelegt. Dann wurde die Probenplatte soweit hochgefahren, bis eine Vorlast von 0,05 N auf die ODMT erreicht war. Bevor die Messung gestartet wurde, wurde das Gerät einmalig auf die trockene Probe eingestellt (Tuning). Durch das Tuning wurde der Regelkreis optimiert und das Gerät auf die mechanischen Eigenschaften der Probe eingestellt. Für die Messung wurde eine Rampe mit einer Rate von 5 N/s gefahren, um eine konstante Kraft von 0,1 N zu erreichen und zu halten. Dann wurden 0,5 ml demineralisiertes Wasser hinzugegeben. Während des Zerfalls wurde die Messplatte heruntergefahren um die Kraft zu halten. Daten für Kraft und Weg wurden als Funktion der Zeit für vier ODMTs pro Charge aufgezeichnet. Der Test wurde manuell gestoppt, nachdem die Plateau-Region erreicht wurde. Zur Auswertung der Zerfallszeit wurden die Weg-Zeit-Diagramme wie folgt analysiert (Abbildung 35). Die Diagramme weisen fünf charakteristische Bereiche auf:

(1*) die trockene ODMT wurde mit einer konstanten Kraft vorbelastet,

(2*) Wasser wurde hinzugegeben,

(3*) das Wasser drang in die ODMT ein und die ODMT quoll zunächst auf,

(4*) die ODMT zerfiel, daher fuhr die Messplatte herunter,

(5*) der Zerfall war beendet.

Der Startpunkt wurde im Diagramm abgelesen (2*). Wie bei Methode 6.2.3.12.4 wurde zudem eine lineare Regression durchgeführt. Mittels Extrapolation der Schnittpunkte der Geraden wurde das Ende des Zerfalls bestimmt. Die Differenz stellt die Zerfallszeit dar.

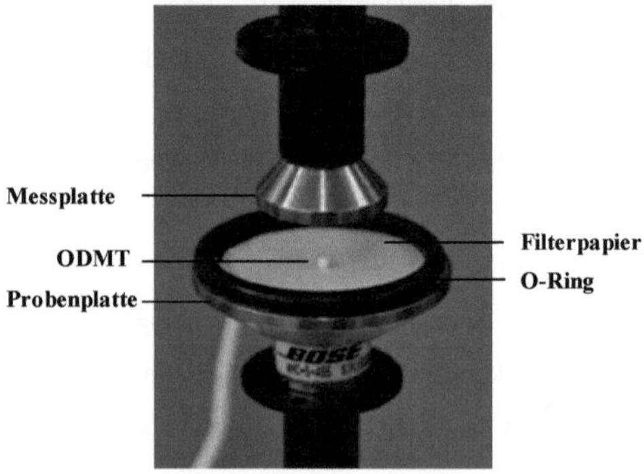

Abbildung 38. Versuchsaufbau des Zerfallstests mit dem Electro Force® Test Instrument

6.2.3.12.6. Zerfallsapparatur mit rotierendem Stempel

Die Zerfallsapparatur mit rotierendem Stempel basiert auf einer in der Literatur beschriebenen Zerfallsapparatur (Abbildung 39) [Narazaki et al. 2004, Harada et al. 2006].

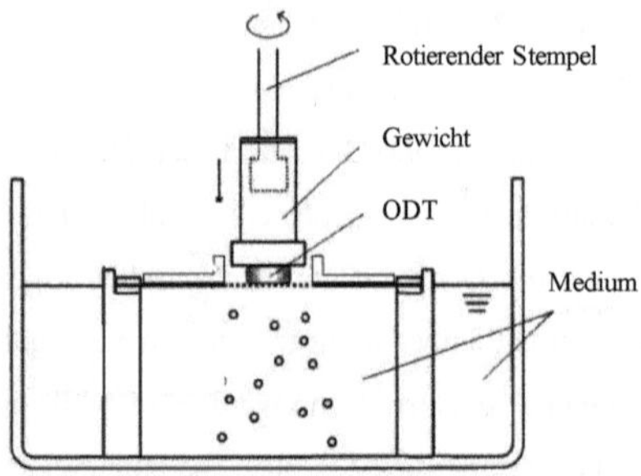

Abbildung 39. Schematische Darstellung der Zerfalls-Apparatur mit rotierendem Stempel, modifiziert nach Harada et al [2006]

Sie wurde durch die Arbeitsgruppe von Prof. Jachowicz (Jagiellonian Universität Krakau, Polen) weiterentwickelt, um geringere Volumina an Zerfallsmedium berücksichtigen zu können. Für den Versuchsaufbau wurde eine Zerfallsapparatur nach Ph. Eur. verwendet. Anstelle des starren Gestells mit Siebboden wurde der rotierende Stempel am Arm befestigt. Eine einzelne ODMT wurde mit doppelseitigem Klebeband an der unteren Seite des Stempels befestigt, der in ein passendes Probengefäß eintauchte. Als Zerfallsmedium diente 2 ml auf 37° C erwärmtes gereinigtes Wasser, das durch ein Sieb vom rotierenden Stempel abgetrennt war. Durch die Auf- und Abbewegung des Zerfallstesters wurde eine Drehung des Stempels um 85°-90° ausgelöst. Es befanden sich ein magnetischer Ring unterhalb des Siebes und ein weiteres magnetisches Feld am unteren Ende des Stempels. Durch den Zerfall der sich dazwischen befindenden ODMT näherten sich die beiden Felder einander an, was mittels einer Software (Hall 2007) aufgezeichnet wurde. Der Test wurde manuell gestoppt. Die Diagramme wurden mittels Plot Digitizer 2.5.0 (Free Software Foundation, Boston, MA, USA) ausgewertet und der Start (1#) und Endpunkt (3#) des Zerfalls bestimmt.

6.2.3.13. *Zerfallstests für große Tabletten*

6.2.3.13.1. *Zerfallstest nach Ph. Eur.*

Die Zerfallsprüfung der großen Tabletten erfolgte gemäß Ph. Eur. 2.9.1 mit einem Zerfallstester DT-2 (Sotax AG, Alschill, Schweiz) bei Bedarf unter Verwendung von Plexiglasscheiben. Es wurde demineralisiertes Wasser bei 37°C verwendet. Nach spätestens 10 min wurde der Test beendet. Mittelwert und Standardabweichungen wurden aus jeweils 3 Messwerten bestimmt.

6.2.3.13.2. *Benetzungszeit*

Die Benetzungszeit wurde analog des SWT-Tests (6.2.3.12.2) bestimmt. Eine Modifikation unter Berücksichtigung der Tablettengröße wurde durchgeführt. Es wurde keine Farblösung benötigt, sondern demineralisiertes Wasser als Testmedium verwendet, da eine Endpunktbestimmung hiermit möglich war. Anstelle der 96- Wellplatte wurde eine Petrischale mit 3 cm Durchmesser und einem Filterpapier (Durchmesser: 2,7 cm) benutzt. Die Benetzungszeit wurde für jede Charge für drei Tabletten bestimmt.

6.2.3.14. *Freisetzungsmethoden*

6.2.3.14.1. *Freisetzungsuntersuchung gemäß Arzneibuch*

Es wurden Freisetzungsuntersuchungen nach Ph. Eur. 2.9.3 durchgeführt [Ph. Eur. 7.2. 2011]. Dazu wurde die Blattrührer- sowie die Drehkörbchenapparatur bei 100 UpM verwendet. Es wurde jeweils die Freisetzung von 8 ODMTs in 800 ml demineralisiertem Wasser bei 37°C bestimmt. Die Wirkstoffkonzentration wurde in Abständen von 0,5 s mittels UV-Photometer (Lambda 2, Perkin-Elmer, Überlingen, Deutschland) bei einer Wellenlänge von 269 nm gemessen. Zur besseren Vergleichbarkeit wurde eine Normierung der Freisetzungen durchgeführt, indem der freigesetzte Arzneistoffanteil prozentual auf die maximal erzielte Arzneistoffkonzentration bezogen wurde. Es wurden sechs Messungen pro Charge durchgeführt.

6.2.3.14.2. Freisetzungsuntersuchung mit faseroptischer Sonde

Zur Charakterisierung der Freisetzung von einzelnen, schnellzerfallenden ODMTs wurde ein faseroptisches Sondensystem (Ocean Optics, Ostfildern, Deutschland) verwendet. Die ODMTs wurden in einer Freisetzungsanalage Sotax AT6 (Lörrach, Deutschland) mit modifiziertem Aufbau freigesetzt [Wening 2011]. Dafür wurde eine einzelne ODMT in 200 ml demineralisiertem Wasser bei einer Umdrehungsgeschwindigkeit von 50 U/min unter Verwendung der Blattrührerapparatur freigesetzt. Die Bestimmung der Absorption erfolgte mit einer faseroptischen Tauchsonde (T300-RT) mit einer Spaltbreite von 0,5 cm. Es wurden Spektren im Abstand von einer Sekunde aufgezeichnet und die Wirkstoffkonzentration bei einer Wellenlänge von 272 nm bestimmt. Zur besseren Vergleichbarkeit wurde eine Normierung der Freisetzungen durchgeführt, indem der freigesetzte Arzneistoffanteil prozentual auf die maximal erzielte Arzneistoffkonzentration bezogen wurde. Es wurde jeweils der Mittelwert aus drei Messungen berechnet. Die Daten wurden zur besseren Vergleichbarkeit normiert (vgl. 6.2.3.14.1).

6.2.3.14.3. Freisetzungsuntersuchung mittels faseroptischer Sonde und Zerfallstester

Um das Freisetzungsverhalten in Abhängigkeit vom Zerfall zu untersuchen, wurde die Zerfallsapparatur gemäß Ph. Eur. modifiziert und mit der faseroptischen UV-Sonde kombiniert (6.2.3.14.2). Der Versuchsaufbau ist in Abbildung 6 schematisch dargestellt. Sieben ODMTs wurden in speziellen Plexiglashülsen (6.2.3.12.3) im Zerfallstester in 700 ml demineralisiertem Wasser (37°C) freigesetzt. Die Wirkstoffkonzentration wurde alle 5 Sekunden bei einer Wellenlänge von 272 nm bestimmt. Es wurden drei Messungen durchgeführt. Die Daten wurden zur besseren Vergleichbarkeit normiert (6.2.3.14.1).

6.2.3.15. Gehaltsbestimmung mittels HPLC

Der Hydrochlorothiazid-Gehalt wurde mittels HPLC-UV-Analytik bestimmt. Die HPLC Anlage (Hewlett-Packard 1090, Agilent, Böblingen, Deutschland) war ausgerüstet mit einer Säule LiChroCART® 250-4 Purospher® RP-18 (5 µm) (Merck KGaA, Darmstadt, Deutschland) und einer Vorsäule LiChroCART® 4-4 Purospher® RP-18 (5 µm) (Merck KGaA). Als mobile Phase wurde eine Mischung aus Methanol und Wasser im Volumenverhältnis 70:30 mit einer Flussrate von 0,4 ml/min verwendet. Die Säulentemperatur wurde auf 40°C eingestellt. Eine ODMT wurde in 10,0 ml Methanol dispergiert und danach mit einem Polypropylenfilter mit einer Porengröße von 0,45 µm filtriert. 15 µl des Filtrats wurden unter Verwendung eines Autosamplers jeweils drei Mal eingespritzt. Die Messwellenlänge wurde mit 269 nm im Absorptionsmaximum des Analyten gewählt. Der Gehalt wurde anhand der Peakfläche ermittelt. Dazu wurden jeweils nach zehn vermessenen Proben fünf externe Standards mit Hydrochlorothiazid in verschiedenen Konzentrationen jeweils drei Mal vermessen und auf Linearität geprüft. Die Gleichförmigkeit des Gehalts wurde gemäß Ph. Eur. 2.9.40 untersucht [Ph. Eur. 7.2 2011]. Zur Bestimmung des Akzeptanzwerts (AV) wurden jeweils zehn ODMTs vermessen. Der Mittelwert der Einzelgehalte ($\overline{X}$) und die Standardabweichung (s) wurden berechnet. M ist der Referenzwert und k die Akzeptanzkonstante (für n=10 ist k=2,4). Bei einem AV ≤ 15 gilt der Test als bestanden.

$$AV = |M - \bar{X}\,| + k * s \qquad \textbf{Gl. 6}$$

6.2.3.16. *Stabilitätsuntersuchungen*

Die Stabilitätsuntersuchungen wurden nach der ICH-Richtlinie Q1A unter Stressbedingungen durchgeführt [International Conference on Harmonisation 2003]. Die ODMTs wurden offen sowie in mit Polyethylenterephthalat beschichteter Aluminiumfolie eingeschweißt gelagert. Die Einlagerung erfolgte bei 40 ± 2°C und 75% ± 5% r.F. in einem Konstantklima-Schrank KBF (Binder, Tuttlingen, Deutschland)

6.2.3.17. *Analytische Methoden zur Evaluierung der Geschmacksmaskierung*

6.2.3.17.1. *Probandenkollektiv*

Es wurden in einer randomisierten einfach verblindeten Studie Geschmackstests mit 15 erwachsenen Probanden (8 weiblich und 7 männlich, Alter: 24- 44 Jahre) durchgeführt. Die Probanden wurden dafür zunächst auf demineralisiertes Wasser (N) und eine 20 mg/5 ml Zinksulfat- Lösung (T) konditioniert. Anschließend wurden die Probanden gebeten, nacheinander 10 Prüflösungen (10 ODMTs/5 ml) in den Mund zu nehmen und für 15 s zirkulieren zu lassen und dann auszuspucken. Nach jeder Probe sollten die Teilnehmer eine ungesalzene Reiswaffel essen, den Mund mit Wasser ausspülen und 5 min warten. Der für die Proben ermittelte Geschmack wurde mit Hilfe einer nicht skalierten 100 mm visuellen Analogskala (VAS) (Abbildung 40) beurteilt [Wörtz 2011].

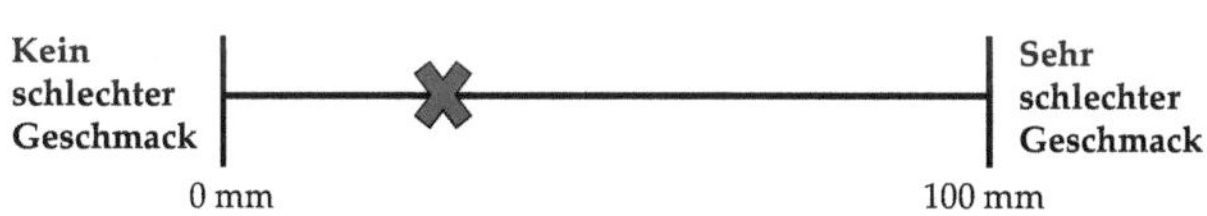

Abbildung 40. 100 mm visuelle Analogskala; die Markierung stellt die Geschmacksbeurteilung als prozentualen Wert (x%) vom „Sehr schlechten Geschmack" dar.

Die Intensität des schlechten Geschmacks wurde von den Probanden auf der VAS gekennzeichnet. Die Abstände auf der Skala wurden zur Quantifizierung der Ergebnisse verwendet. Der Median und die Interquartilsbreiten der Abstände wurden für jede Probe berechnet.

6.2.3.17.2. Untersuchungen mit der elektronischen Zunge

Um die Geschmacksmaskierung von Zinksulfat in den ODMTs zu ermitteln wurde ein analytisches Sensorsystem (TS 5000-Z, Insent Inc., Atsugi-chi, Japan) verwendet. Diese sogenannte elektronische Zunge war mit sieben Lipidsensoren (TecLabS Europe OHG, Essen, Germany) ausgestattet, die verschiedene Geschmacksqualitäten repräsentieren, sowie mit drei korrespondierenden Referenzelektroden (Tabelle 30). Die Lipidsensoren, und die Referenzelektroden waren mit 3,33 mol/l Kaliumchlorid in einer gesättigten Silberchlorid-Lösung gefüllt. Sie wurden für mindestens einen Tag in einer Standardlösung (30 mM Kaliumchlorid und 0,3 mM Weinsäure in destilliertem Wasser), die auch als Reinigungslösung, sowie als Referenzlösung diente, aufbewahrt und konditioniert. Das Messprinzip basiert auf der Potentiometrie und die Sensorantworten werden als mV-Werte angegeben.

Tabelle 30. Sensoren die der elektronischen Zunge (TS-5000Z), die in der Arbeit verwendet worden sind modifiziert nach Woertz et al. [2011]

Sensor-Typ	Sensor-Name	Korrespondierende Geschmacksrichtung
SB2AAE	Umami-Sensor	umami
SB2CT0	Salzig-Sensor	salzig
SB2CA0	Sauer-Sensor	sauer
SB2AE1	Adstringieren-Sensor	adstringierend
SB2AC0	Bitter-Sensor 1	bitter (kationische Substanzen)
SB2AN0	Bitter-Sensor 2	bitter (kationische und neutrale Substanzen)
SB2C00	Bitter-Sensor 3	bitter (anionische Substanzen)
Referenzelektrode		--

Es wurde keine zeitabhängige Untersuchung der Geschmacksintensität durchgeführt, wie sie für Arzneistoffe in festen Arzneiformen, die mittels physikalischer Barrieren geschmacksmaskiert wurden, beschrieben ist [Tißen 2011]. Da ODMTs, die eine Geschmacksmaskierung des Arzneistoffs durch Süßungsmittel oder Natriumsalzen enthalten, direkt auf der Zunge zerfallen und den bitteren Arzneistoff freisetzen, ist ihre Geschmacksintensität nicht zeitabhängig.

Vor der Messprozedur wurden 20 ODMTs in 100 ml gereinigtem Wasser eine halbe Stunde lang gerührt, danach wurde die Probe mit einem 0,45 µm Filter von unlöslichen Bestandteilen befreit. Vor jeder Messung wurden die Sensoren der elektronischen Zunge daraufhin überprüft, ob sie in dem von dem Hersteller vorgegebenen mV Bereich lagen. Die Messungen erfolgten nach einem von Wörtz [2011] beschriebenen Prinzip. Ein Messzyklus bestand aus der Messung der Referenzlösung, der Probenlösung und einer kurzen Reinigungsprozedur. Als Reinigungslösungen wurden für die Bitter 1- und Bitter 2- Sensoren 100 mM Salzsäure in 30%igem Ethanol verwendet und für die Umami-, Salzig-, Sauer-, Adstringierend- und Bitter 3- Sensoren 100 mM Kaliumchlorid und 10 mM Kaliumhydroxid in 30%igem Ethanol. Die Sensorantworten der Proben wurden in Bezug auf die Sensorantwort der Referenzlösung bestimmt. Der komplette Messzyklus wurde für jede Probe viermal wiederholt. Die Daten der ersten Messung gingen, wie vom Hersteller empfohlen, nicht mit in die Auswertung ein.

Zur Auswertung wurde die Differenz zwischen der Sensorantwort der Probe und der Sensorantwort der Referenz verwendet. Es wurde eine multivariate Datenanalyse durchgeführt. Hierfür wurden die Rohdaten durch Mittenzentrierung und Transformierung auf die Standardnormalverteilung vorbehandelt. Die Datenverarbeitung und die statistische Auswertung der Ergebnisse erfolgte mit Hilfe von Excel 2007 (Microsoft, Redmond, USA) und SIMCA-P+ v11.5 (Umetrics AB, Umeå, Schweden). Um den Abstand zwischen zwei Proben (p,q), in diesem Fall der Arzneistofflösung und der Probelösung, nach multivariater Datenanalyse zu bestimmen, wurden euklidische Abstände unter Berücksichtigung der Hauptkomponenten (i) und der Anzahl der Hauptkomponenten (n) des verwendeten Models berechnet (Gl. 7).

$$d(p,q) = \sqrt{\sum_{i=1}^{n}(p_i - q_i)^2} \qquad \textbf{Gl. 7}$$

7. Literatur

ABDELBARY G., EOUANI C., PRINDERRE P., JOACHIM J., REYNIER JP, PICCERELLE PH (2005). Determination of the in vitro disintegration profile of rapidly disintegrating tablets and correlation with oral disintegration. International Journal of Pharmaceutics;292:29-41.

AMIN (2006). Emerging trends in the development of orally disintegrating tablet technology.Pharmaceutical Reviews;4

BARNSCHEID L. (2007). Kindgerechte Arzneizubereitungen mit diuretischen Wirkstoffen. Dissertation, Universität Düsseldorf.

BAS H., BENTOUHAMI K. (2011). Vergleich von Direkttablettierung mit Trockengranulierung zur Herstellung von Orodispersiblen Minitabletten (ODMTs). Abschlussbericht Wahlpflichtpraktikum, Universität Düsseldorf.

BASF (2008). Technical Information- Kollicoat® SR 30 D (Poly (Vinyl Acetate) Dispersion 30 Per Cent Ph. Eur.

BAUER H. (2000). Herstellung und Charakterisierung von Kombinationen aus Mannit und Sorbit durch Sprühtrocknung und Co-granulation. Dissertation, Universität Tübingen.

BERTHOUMIEU D., TRANNOY P., CORDOLIANI J. F., FRANÇOIS A., HÉDIN J. M., LIS J., DAMOUR D., CHESNOY S., LEFEVRE P. (2010). Tabletting study for ODTs. Manufacturing Chemist;81:24-27.

BI Y., SUNADA H., YONEZAWA Y., DANJO K., OTSUKA A., IIDA K. (1996). Preparation and evaluation of a compressed tablet rapidly disintegrating in the oral cavity. Chemical and Pharmaceutical Bulletin;44:2121-2127.

BIKA D. (2005). Strength and morphology of solid bridges in dry granules of pharmaceutical powders. Powder technology;150:104-116.

BOHNACKER R., STREIL F., SCHWEIZER S., MÜLLER I. (2005). Bestimmung der Zerfallszeit von Schmelztabletten mit Hilfe der Texture Analyser-Methode. Pharmazeutische Industrie;67:327-335.

BOSE (2006). Evaluation of Orally Disintegrating Tablets (ODTs) Using Precision Compressive Loading. 6. Dezember 2011 http://www.bose-electroforce.com/pdf/Appbrief_ODTs.pdf.

BOWLES A., KEANE J., ERNEST T., CLAPHAM D., TULEU C. (2010). Specific aspects of gastro-intestinal transit in children for drug delivery design. International Journal of Pharmaceutics;395:37-43.

BREDENBERG S., NYHOLM D., AQUILONIUS S. M., NYSTRÖM C. (2003). An automatic dose dispenser for microtablets - A new concept for individual dosage of drugs in tablet form. International Journal of Pharmaceutics;261:137-146.

BREITKREUTZ J. (2004). Kindgerechte Arzneizubereitungen zur peroralen Anwendung. Habilitationsschrift, Universität Münster.

BREITKREUTZ J., BOOS J. (2007). Paediatric and geriatric drug delivery. Expert Opinion on Drug Delivery;4:37-45.

BREITKREUTZ J., WAZLAWIK L. (2005). Microdose - Vorrichtung und Verfahren zur Dosierung einer frei wählbaren Anzahl von stückigen Festkörpern. DE102004001645A1.

BREITKREUTZ J., WESSEL T., BOOS J. (1999). Dosage forms for peroral drug administration to children. Paediatric and Perinatal Drug Therapy;3:25-33.

BRESLIN P. A. S., BEAUCHAMP G. K. (1995). Suppression of bitterness by sodium: Variation among bitter taste stimuli. Chemical Senses;20:609-623.

BRUNS C., LEMCKE I. (2001). Preparation and analytics of oral liquids for children. Herstellung und Analytik von oralen Liquida für die Pädiatrie. Krankenhauspharmazie;22:76-80.

BÜHLER V. (2005). Polyvinylpyrrolidone excipients for pharmaceuticals: povidone, crospovidone, and copovidone. In: Springer-Verlag, Berlin, Heidelberg:132.

BURGER A., HENCK J. O., HETZ S., ROLLINGER J. M., WEISSNICHT A. A., STÖTTNER H. (2000). Energy/temperature diagram and compression behavior of the polymorphs of D-mannitol. Journal of Pharmaceutical Sciences;89:457-468.

CALLAHAN J.C. , CLEARY G.W., ELEFANT M., KAPLAN G. , KENSLER T., NASH R.A. (1982). Equilibrium moisture content of pharmaceutical excipients. Drug Development and Industrial Pharmacy;8:355-369.

CHAUDHARY S. A., CHAUDHARY A. B., MEHTA T. A. (2010). Excipients updates for orally disintegrating dosage forms. International Journal of Research in Pharmaceutical Sciences;1:103-107.

CLARK H. M., HENSON P. A., BARBER W. D., STIERWALT J. A. G., SHERRILL M. (2003). Relationships among subjective and objective measures of tongue strength and oral phase swallowing impairments. American Journal of Speech-Language Pathology;12:40-50.

COLLINS L. M., DAWES C. (1987). The surface area of the adult human mouth and thickness of the salivary film covering the teeth and oral mucosa. Journal of Dental Research;66:1300-1302.

CHMP (2006). Commitee for medicinal products for human use; Reflection Paper: Formulations of choice for the paediatric population. EMA, London

CROW H. C., SHIP J. A. (1996). Tongue strength and endurance in different aged individuals. Journals of Gerontology - Series A Biological Sciences and Medical Sciences;51:247-250.

DAVIES E. H., TULEU C. (2008). Medicines for children: A matter of taste. Journal of Pediatrics;153:599-604.

DE BRABANDER C., VERVAET C., FIERMANS L., REMON J. P. (2000). Matrix mini-tablets based on starch/microcrystalline wax mixtures. International Journal of Pharmaceutics;199:195-203.

DEBORD B., LEFEBVRE C., GUYOT-HERMANN A.M., HUBERT J., BOUCHÉ R., GUYOT J. C. (1987). Study of different crystalline forms of mannitol: Comparative behaviour under compression. Drug Development and Industrial Pharmacy;13:1533-1546.

DESAI D. S., RUBITSKI B. A., BERGUM J. S., VARIA S. A. (1994). Effects of different types of lactose and disintegrant on dissolution stability of hydrochlorothiazide capsule formulations. International Journal of Pharmaceutics;110:257-265.

DOR P. J. M., FIX J. A. (2000). In vitro determination of disintegration time of quick-dissolve tablets using a new method. Pharmaceutical Development and Technology;5:575-577.

DOUROUMIS D. (2007). Practical approaches of taste masking technologies in oral solid forms. Expert Opinion on Drug Delivery;4:417-426.

EDGE S., STEELE D. F., CHEN A., TOBYN M. J., STANIFORTH J. N. (2000). The mechanical properties of compacts of microcrystalline cellulose and silicified microcrystalline cellulose. International Journal of Pharmaceutics;200:67-72.

EILERS R. (2011). Micro tablet dispenser- needs, challenges and first solutions. 3rd EuPFI Conference- Formulating better medicines for children, Straßburg, Frankreich.

EL-ARINI S. K., CLAS S. D. (2002). Evaluation of disintegration testing of different fast dissolving tablets using the Texture Analyser. Pharmaceutical Development and Technology;7:361-371.

EL-SABAWI D., PRICE R., EDGE S., YOUNG P. M. (2006). Novel temperature controlled surface dissolution of excipient particles for carrier based dry powder inhaler formulations. Drug Development and Industrial Pharmacy;32:243-251.

ERIKSSON L., JOHANSSON E., KETTANEH-WOLD N., WISTROM C., WOLD S. (2000). Design of Experiments - Principles and Applications. Umea (Sweden): Umetrics Academy.

EU-Verordnung (2006). Verordnung (RG) Nr.1901/2006 des europäischen Parlaments und des Rats vom 12. Dezember 2006 über Kinderarzneimittel und zur Änderung der Verordnung (EWG) Nr. 1768/92, der Richtlinien 2001/20/EG und 2001/83/EG sowie der Verordnung (EG) Nr. 726/2004.

FERRARI F., BERTONI M., BONFERONI M. C., ROSSI S., CARAMELLA C., NYSTRÖM C. (1996). Investigation on bonding and disintegration properties of pharmaceutical materials. International Journal of Pharmaceutics;136:71-79.

FERRARI F., BERTONI M., BONFERONI M. C., ROSSI S., GAZZANIGA A., CONTE U., CARAMELLA C. (1995). Influence of porosity and formula solubility on disintegrant efficiency in tablets. S.T.P. Pharma Sciences;5:116-121.

FLEISCHMANN N. (2005). Vergleich von Eigenschaften und Strukturen von biplanen und bikonvexen Minitabletten. Dissertation, Universität Hamburg.

FLEMMING J., MIELCK J. B. (1995). Requirements for the production of microtablets: Suitability of direct-compression excipients estimated from powder characteristics and flow rates. Drug Development and Industrial Pharmacy;21:2239-2251.

FU Y., JEONG S. H., CALLIHAN J., KIM J., PARK K (2006). Preparation of fast dissolving tablets based on mannose. ACS Symposium Series, 924: 340-351.

GAL J. Y., FOVET Y., ADIB-YADZI M. (2001). About a synthetic saliva for in vitro studies. Talanta;53:1103-1115.

GARSUCH V. (2009). Preparation and characterization of fast-dissolving oral films for pediatric use. Dissertation, Universität Düsseldorf.

GHOSH T., GHOSH A., PRASAD D. (2011). A review on new generation orodispersible tablets and its future prospective. International Journal of Pharmacy and Pharmaceutical Sciences;3:1-7.

GOHEL M. C., JOGANI P. D. (2005). A review of co-processed directly compressible excipients. Journal of Pharmacy and Pharmaceutical Sciences;8:76-93.

GORDON M. S., RUDRARAJU V. S., RHIE J. K., CHOWHAN Z. T. (1993). The effect of aging on the dissolution of wet granulated tablets containing super disintegrants. International Journal of Pharmaceutics;97:119-131.

GRIEßMANN K., BREITKREUTZ J., SCHUBERT-ZSILAVECZ M., ABDEL-TAWAB M. (2007). Dosing accuracy of measuring devices provided with antibiotic oral suspensions. Paediatric and Perinatal Drug Therapy;8:61-70.

GRIFFITHS W., GLOOR S., BERGER L., SIGRIST T., PODILSKY G., DOMMEYER A., PANNATIER A. (2000). Replacement of solid doses by oral liquid preparations for pediatrics. a collaborative approach between 2 swiss university hospital centres. Bâle.

GUYOT-HERMANN A. M. (1992). Tablet disintegration and disintegrating agents. S.T.P Pharma Sciences;2:445-465.

HANOVER L. M., WHITE J. S. (1993). Manufacturing, composition, and applications of fructose. American Journal of Clinical Nutrition;58:724S-732S.

HARADA T., NARAZAKI R., NAGIRA S., OHWAKI T., AOKI S., IWAMOTO K. (2006). Evaluation of the disintegration properties of commercial famotidine 20 mg orally disintegrating tablets using a simple new test and human sensory test. Chemical and Pharmaceutical Bulletin;54:1072-1075.

HARADA T., UCHIDA T., YOSHIDA M., KOBAYASHI Y., NARAZAKI R., OHWAKI T. (2010). A new method for evaluating the bitterness of medicines in development using a taste sensor and a disintegration testing apparatus. Chemical and Pharmaceutical Bulletin;58:1009-1014.

HERTING M. G., KLEINEBUDDE P. (2008). Studies on the reduction of tensile strength of tablets after roll compaction/dry granulation. European Journal of Pharmaceutics and Biopharmaceutics;70:372-379.

HODZIC I. (2011). Orodispersible Minitabletten mit dem Wirkstoff Methylenblau zur Behandlung von Kindern mit Malaria Diplomarbeit, Universität Greifswald.

HOFFMANN E. H. (2009). Herstellung und Charakterisierung von orodispersiblen Tabletten mit dem neuen Hilfsstoff Ludiflash®. Diplomarbeit, Universität Greifswald.

HOFFMANN E. M., BREITENBACH A., BREITKREUTZ J. (2011). Advances in orodispersible films for drug delivery. Expert Opinion on Drug Delivery;8:299-316.

HUNT F., BOPP B. A , PRICE P. (2011). Cyclamate. In: Alternative Sweeteners. Boca Raton, USA: Taylor and Francis 4th ed.:93-116.

INTERNATIONAL CONFERENCE ON HARMONISATION (2003). ICH Topic Q1A (R2). Stability testing of new drug substances and products. London, UK: European Medicines Agency.

ISHIDA M., ABE K., HASHIZUME M., KAWAMURA M. (2008). A novel approach to sustained pseudoephedrine release: Differentially coated mini-tablets in HPMC capsules. International Journal of Pharmaceutics;359:46-52.

IWASAKI K., SATO M. (1984). Inhibitory effects of some heavy metal ions on taste nerve responses in mice. Japanese Journal of Physiology;34:907-918.

JAMBWA T., VILJOEN A., HAMMAN J. (2011). Aloe gel and whole-leaf raw materials: Promising excipients for the production of matrix-type tablets. SA Pharmaceutical Journal;78:51-54.

JENIKE A. W. (1964). Storage and flow of solids. Bulletin No. 26, Utah Engineering experiment station:194-198.

JEONG S. H., FU Y., PARK K. (2005). Frosta®: A new technology for making fast-melting tablets. Expert Opinion on Drug Delivery;2:1107-1116.

JOHNSON J. R., WANG L. H., GORDON M. S., CHOWHAN Z. T. (1991). Effect of formulation solubility and hygroscopicity on disintegrant efficiency in tablets prepared by wet granulation, in terms of dissolution. Journal of Pharmaceutical Sciences;80:469-471.

KAKUTANI R., MURO H., MAKINO T. (2010). Development of a new disintegration method for orally disintegrating tablets. Chemical and Pharmaceutical Bulletin;58:885-890.

KEAST R. S. J. (2003). The effect of zinc on human taste perception. Journal of Food Science;68:1871-1877.

KEAST R. S. J., BRESLIN P. A. S. (2005). Bitterness suppression with zinc sulfate and Na-cyclamate: A model of combined peripheral and central neural approaches to flavor modification. Pharmaceutical Research;22:1970-1977.

KEAST R. S. J., CANTY T. M., BRESLIN P. A. S. (2004a). The influence of sodium salts on binary mixtures of bitter-tasting compounds. Chemical Senses;29:431-439.

KEAST R. S. J., CANTY T. M., BRESLIN P. A. S. (2004b). Oral zinc sulfate solutions inhibit sweet taste perception. Chemical Senses;29:513-521.

KIESER J., BOLTER C., RANIGA N., WADDELL J. N., SWAIN M., FARLAND G. (2011). Tongue-palate interactions during wwallowing. Journal of Texture Studies;42:95-102.

KLEINEBUDDE P. (1997). Pharmazeutische Pellets durch Extrudieren/Sphäronisieren - Herstellung, Eigenschaften, Modifizierung. Habilitationsschrift, Universität Kiel.

KOLTER K, M. SCHÖNHERR, S. GEBERT, K. MEYER-BÖHM, A. MASCHKE (2008). Pharmaceutical formulation for the production of rapidly disintegrating tablets. WO2008/148733A3.

KOLTER K., RUCHATZ F. (1999). Kollicoat SR 30 D - A new sustained release excipient. BASF Excipients & Actives for Pharma;3:2-3.

KOU YANG, SCHMIDT SHELLY J. (1999). Vapor pressure and water activity measurements of saturated salt solutions made with D2O at 20°C. Food Chemistry;66:253-255.

KRAAS U. (2005). Praktische Minitablettierung- Aspekte der Entwicklung und Untersuchung einer Minitabletten-Formulierung für einen autoadhäsiven Wirkstoff. Dissertation, Universität Hamburg.

KRAUSE J., BREITKREUTZ J. (2008). Improving drug delivery in paediatric medicine. Pharmaceutical Medicine;22:41-50.

KRENZLIN S., SIEPMANN F., WILS D., GUERIN-DEREMAUX L., FLAMENT M. P., SIEPMANN J. (2011). Non-coated multiparticulate matrix systems for colon targeting. Drug Development and Industrial Pharmacy;37:1150-1159.

KRUSE S., GEBERT K., MEYER-BÖHM A., MASCHKE K., KOLTER K. (2008). Development of orally disintegrating tablets based on a new excipient. Pharmaceutical Technology;32:66-70.

LAGERLÖF F., DAWES C. (1984). The volume of saliva in the mouth before and after swallowing. Journal of Dental Research;63:618-621.

LENNARTZ P. (1998). Untersuchungen zu speziellen Eigenschaften und zur inneren Struktur von Minitabletten aus Paracetamol und sprühgetrockneter Laktose. Dissertation, Universität Hamburg.

LENNARTZ P., MIELCK J. B. (1998). Minitabletting: Improving the compactability of paracetamol powder mixtures. International Journal of Pharmaceutics;173:75-85.

LI Y. H., ZHU J. B. (2004). Modulation of combined-release behaviors from a novel "tablets-in-capsule system". Journal of Controlled Release;95:381-389.

LIANG A. C., CHEN L. I. H. (2001). Fast-dissolving intraoral drug delivery systems. Expert Opinion on Therapeutic Patents;11:981-986.

LINGAM M., ASHOK T., VENKATESWARLU V., MADHUSUDAN RAO Y. (2008). Design and evaluation of a novel matrix type multiple units as biphasic gastroretentive drug delivery systems. AAPS PharmSciTech;9:1253-1261.

LOPES C. M., LOBO J. M. S., PINTO J. F., COSTA P. (2006). Compressed mini-tablets as a biphasic delivery system. International Journal of Pharmaceutics;323:93-100.

MENNELLA J. A., PEPINO M. Y., BEAUCHAMP G. K. (2003). Modification of bitter taste in children. Developmental Psychobiology;43:120-127.

MERCK (2010). Sicherheitsdatenblatt von Zinksulfat-Monohydrat geeignet für die Verwendung als Excipient EMPROVE® exp USP.

MITTWOLLEN J.-P. (2002). Verdichtungsverhalten, Festigkeit und Struktur von planen Minitabletten. Dissertation, Universität Hamburg.

MOLLICA J. A., REHM C. R., SMITH J. B., GOVAN H. K. (1971). Hydrolysis of benzothiadiazines. Journal of Pharmaceutical Sciences;60:1380-1384.

MORITA Y., TSUSHIMA Y., YASUI M., TERMOZ R., AJIOKA J., TAKAYAMA K. (2002). Evaluation of the disintegration time of rapidly disintegrating tablets via a novel method utilizing a CCD camera. Chemical and Pharmaceutical Bulletin;50:1181-1186.

MORTENSEN A. (2006). Sweeteners permitted in the European Union: Safety aspects. Scandinavian Journal of Food and Nutrition;50:104-116.

MUNDAY D. L., FASSIHI A. R. (1989). Controlled release delivery: Effect of coating composition on release characteristics of mini-tablets. International Journal of Pharmaceutics;52:109-114.

NARAZAKI R., HARADA T., TAKAMI N., KATO Y., OHWAKI T. (2004). A new method for disintegration studies of rapid disintegrating tablet. Chemical and Pharmaceutical Bulletin;52:704-707.

NEUES REZEPTUR FORMULARIUM (2010). Hydrochlorothiazid-Kapseln 0,5 mg/ 1 mg/ 2 mg/ 5 mg (NRF 26.3). Eschborn: Govi-Verlag.

NORMAN G.T., NUGURU K. S., AMIN A. F., CHANDAR S. (2003). Co-processed carbohydrate system as a quick-dissolve matric for solid dosage forms. WO03/051338A1.

NUNN T., WILLIAMS J. (2005). Formulation of medicines for children. British Journal of Clinical Pharmacology;59:674-676.

OHREM H. L., OGNIBENE R. (2009). Is another ODT excipient necessary? Pharmaceutical Technology Europe;21:36-43.

OHTA M., HAYAKAWA E., ITO K., TOKUNO S., MORIMOTO K., WATANABE Y. (2001). Intrabuccally rapidly disintegrating tablet. US2001/0014340A1.

PARK J. P., HOLMAN K. M., BISH G. A., KRIEGER D. G., RAMLOSE D. S., HERMAN C. J., WU S. H. (2008). An alternative to the USP disintegration test for orally disintegrating tablets. Pharmaceutical Technology;32:54-58.

PATEL H. P., KARWA P., PATEL N. J. (2011). A novel approach to sustained Zolpidem tartrate release: Compressed mini-tablets. International Journal of Pharmaceutical Sciences Review and Research;7:53-58.

PH. EUR. 7.2 (2011). Verschiedene Monographien aus dem Europäischen Arzneibuch. Stuttgart: Deutscher Apothekerverlag.

PH. EUR. KOMMENTAR (2010). In: Bracher F., Heisig P., Langguth P. Mutschler E., Rücker G. Scriba G., Stahl-Biskup E. und Troschütz R. Stuttgart: Wissenschaftliche Verlagsgesellschaft mbH:verschiedene Seiten.

PICH C. H., MOEST T. (1989). Cylindrical microtablets. US4797287.

POTTER N. L., SHORT R. (2009). Maximal tongue strength in typically developing children and adolescents. Dysphagia;24:391-397.

PUTTALINGAIAH L., KAVITHA K., TAMIZH MANI T. (2011). Fast disintegrating tablets: An overview of formulation, technology and evaluation. Research Journal of Pharmaceutical, Biological and Chemical Sciences;2:589-601.

RADKE R. S., JADHAV J. K., CHAJEED M. R. (2009). Formulation and evaluation of orodispersible tablets of baclofen. International Journal of ChemTech Research;1:517-521.

REDDY D., PILLAY V., CHOONARA Y. E., DU TOIT L. C. (2009). Rapidly disintegrating oramucosal drug delivery technologies. Pharmaceutical Development and Technology;14:588-601.

RIOS M. (2005). Polymers for controlled release: Formulation follows function. Pharmaceutical Technology;29:42-50.

RITSCHEL W.A., BAUER-BRANDL A. (2002). Die Tablette- Handbuch der Entwicklung, Herstellung und Qualitätssicherung, 2nd Edition. Editio Cantor Verlag, Aulendorf.

ROBLEGG E., SCHRANK S., GRIESBACHER M., RADL S., ZIMMER A., KHINAST J. (2011). Use of the direct compression aid Ludiflash® for the preparation of pellets via wet extrusion/spheronization. Drug Development and Industrial Pharmacy;37:1231-1243.

RÖTTGER C. (2010). Untersuchungen zur Minitablettierung schwer zu tablettierender Wirkstoffe am Beispiel von Ibuprofen. Dissertation, Universität Hamburg.

SAHA S., SHAHIWALA A. F. (2009). Multifunctional coprocessed excipients for improved tabletting performance. Expert Opinion on Drug Delivery;6:197-208.

SCHAIBLE D., MEJIAS L. (2009). Orally disintegrating excipient. US 2010/0285164 A1.

SCHIERMEIER S., SCHMIDT P. C. (2002). Fast dispersible ibuprofen tablets. European Journal of Pharmaceutical Sciences;15:295-305.

SCHIFFMAN S. S., GATLIN C. A. (1993). Sweeteners: State of knowledge review. Neuroscience and Biobehavioral Reviews;17:313-345.

SEAGER H. (1998). Drug-delivery products and the Zydis fast-dissolving dosage form. Journal of Pharmacy and Pharmacology;50:375-382.

SERNO P., KLEINEBUDDE P., KNOP K. (2007). Granulieren: Grundlagen, Verfahren, Formulierungen. APV-Basics. Editio Cantor Verlag, Aulendorf.

SHUKLA D., CHAKRABORTY S., SINGH S., MISHRA B. (2009a). Mouth dissolving tablets I: An overview of formulation technology. Scientia Pharmaceutica;77:309-326.

SHUKLA D., CHAKRABORTY S., SINGH S., MISHRA B. (2009b). Mouth dissolving tablets II: An overview of evaluation techniques. Scientia Pharmaceutica;77:327-341.

SIEPE S., LUECKEL B., KRAMER A., RIES A., GURNY R. (2008). Assessment of tailor-made HPMC-based matrix minitablets comprising a weakly basic drug compound. Drug Development and Industrial Pharmacy;34:46-52.

SINGH J., SINGH R. (2009). Optimization and formulation of orodispersible tablets of meloxicam. Tropical Journal of Pharmaceutical Research;8:153-159.

SINGH S. K., MISHRA D. N., JASSAL R., SONI P. (2009). Fast disintegrating combination tablets of omeprazole and domperidone. Asian Journal of Pharmaceutical and Clinical Research;2:54-62.

SOHI H., SULTANA Y., KHAR R. K. (2004). Taste masking technologies in oral pharmaceuticals: Recent developments and approaches. Drug Development and Industrial Pharmacy;30:429-448.

SPOMER N., KLINGMANN V., STOLTENBERG I., LERCH C., MEISSNER T., BREITKREUTZ J. (2012), Acceptance of uncoated mini-tablets in young children – Results from a prospective exploratory cross-over study. Archives of Disease in Childhood, 97:283-286

STOLTENBERG I., WINZENBURG G., BREITKREUTZ J. (2010). Solid oral dosage forms for children - Formulations, excipients and acceptance issues. Journal of Applied Therapeutic Research;7:141-146.

STRICKLEY R. G., IWATA Q., WU S., DAHL T. C. (2008). Pediatric drugs - Review of commercially available oral formulations. Journal of Pharmaceutical Sciences;97:1731-1774.

SUCKER H. (1982). Test methods for granulates. Pharmazeutische Industrie;44:312-316.

SUNADA H., BI Y. (2002). Preparation, evaluation and optimization of rapidly disintegrating tablets. Powder Technology;122:188-198.

SUNIL R., VINAY K., PAVAN P., JAGAN MOHAN S., YAMSANI M. R. (2011). Formulation of eplerenone mini tablets - A novel approach in designing sustained release matrix tablets. Journal of Global Pharma Technology;3:15-21.

THOMSON S. A., TULEU C., WONG I. C. K., KEADY S., PITT K. G., SUTCLIFFE A. G. (2009). Minitablets: New modality to deliver medicines to preschool-aged children. Pediatrics;123:235-238.

TILLOTSON J. K. (2009). Pharmaburst® 500: Meeting the challenge of ODT formulations. Drug Delivery Technology;9:20-27.

TIßEN C. (2011). Entwicklung und Charakterisierung von geschmacksmaskierten, multipartikulären, festen Arzneiformen. Dissertation, Universität Düsseldorf.

TRAWITZKI L. V. V., BORGES C. G. P., GIGLIO L. D., SILVA J. B. (2011). Tongue strength of healthy young adults. Journal of Oral Rehabilitation;38:482-486.

UNICEF, WHO (2009). Diarrhoea: Why children are still dying and what can be done.

USP 34 (2011). Verschiedene Monographien aus der "United States Pharmacopeia". Rockville, MD, USA: United States Pharmacopeial Convention, Inc.

VAN DER VORST M. M. J., KIST J. E., VAN DER HEIJDEN A. J., BURGGRAAF J. (2006). Diuretics in pediatrics: Current knowledge and future prospects. Pediatric Drugs;8:245-264.

VETTER A., PERERA G., LEITHNER K., KLIMA G., BERNKOP-SCHNÜRCH A. (2010). Development and in vivo bioavailability study of an oral fondaparinux delivery system. European Journal of Pharmaceutical Sciences;41:489-497.

WALKER C. L., BLACK R. E. (2010). Zinc for the treatment of diarrhoea: effect on diarrhoea morbidity, mortality and incidence of future episodes. International journal of epidemiology;39 Suppl 1:i63-69.

WATANABE S., DAWES C. (1990). Salivary flow rates and salivary film thickness in five-year-old children. Journal of Dental Research;69:1150-1153.

WATANABE Y., KOIZUMI K. I., ZAMA Y., KIRIYAMA M., MATSUMOTO Y., MATSUMOTO M. (1995). New compressed tablet rapidly disintegrating in saliva in the mouth using crystalline cellulose and a disintegrant. Biological and Pharmaceutical Bulletin;18:1308-1310.

WENING K. (2011). Entwicklung eines Dosiersystems für die individuelle Therapie mit neuen festen oralen Arzneiträgern. Dissertation, Universtität Düsseldorf.

WHO (2007). Production of zinc tablets and zinc oral solutions: guidelines for programme managers and pharmaceutical manufacturers. Switzerland

WHO (2008). Report of the informal expert meeting on dosage forms of medicines for children. http://www.who.int/selection_medicines/committees/expert/17/application/paediatric/Dosage_form_reportDEC2008.pdf.

WHO (2011a). Development of paediatric medicines: Points to consider in pharmaceutical development. Revised draft for comment.

WHO (2011b). WHO Model List of Essential Medicines for Children- Third List. http://www.who.int/medicines/publications/essentialmedicines/en/index.html.

WÖRTZ K. A. (2011). Systematic evaluation of electronic taste sensing systems for pharmaceutical analysis and formulation development. Dissertation, Universität Düsseldorf.

WU S. J., SUN C. (2007). Insensitivity of compaction properties of brittle granules to size enlargement by roller compaction. Journal of Pharmaceutical Sciences;96:1445-1450.

YU L. X., CARLIN A. S., AMIDON G. L., HUSSAIN A. S. (2004). Feasibility studies of utilizing disk intrinsic dissolution rate to classify drugs. International Journal of Pharmaceutics;270:221-227.

8. Publikationen

STOLTENBERG I., WINZENBURG G., BREITKREUTZ J. (2010), Solid oral dosage forms for children - Formulations, excipients and acceptance issues. Journal of Applied Therapeutic Research, 7:141-146.

STOLTENBERG I., BREITKREUTZ J. (2011), Orally disintegrating mini-tablets (ODMTs) - A novel solid oral dosage form for paediatric use. European Journal of Pharmaceutics and Biopharmaceutics, 78:462-469.

SPOMER N., KLINGMANN V., STOLTENBERG I., LERCH C., MEISSNER T., BREITKREUTZ J. (2012), Acceptance of uncoated mini-tablets in young children – Results from a prospective exploratory cross-over study. Archives of Disease in Childhood, 97:283-286

STOLTENBERG I., BREITKREUTZ J. Development and evaluation of disintegration tests for orally disintegrating mini-tablets (in Vorbereitung).

STOLTENBERG I., BREITKREUTZ J. (2011), Preparation and characterization of orally disintegrating mini-tablets,
Vortrag, PSSRC Annual Meeting, Helsinki

STOLTENBERG I., BREITKREUTZ J. (2010), Orally disintegrating mini-tablets for paediatric use with the new excipient Ludiflash®
Poster, 7th APV World Meeting, Malta 2010

WENING K., STOLTENBERG I., BREITKREUTZ J. (2010), In-situ dissolution monitoring of fast-dissolving and low dose dosage forms for paediatrics using UV/VIS fiber optical probe
Poster, 7th APV World Meeting, Malta 2010

STOLTENBERG I., BREITKREUTZ J. (2010), Orally disintegrating mini-tablets - A new concept for paediatric dosage forms,
Poster, 2nd EuPFI meeting, Berlin

STOLTENBERG I., BREITKREUTZ J. (2010), Orally disintegrating mini-tablets with hydrochlorothiazide -A novel dosage form for paediatric use
Poster, DPhG annual meeting, Braunschweig 2010

STOLTENBERG I., BREITKREUTZ J. (2010), Suitability of ready-to-use excipients for preparation of orally disintegrating mini-tablets (ODMTs)

Poster, FIP PSWC / AAPS Annual Meeting, New Orleans, USA

STOLTENBERG I., BREITKREUTZ J. (2011), ODMTs with taste-masked zinc sulphate as a child-appropriate dosage form for developing countries.

Poster, 3rd EuPFI meeting, F-Strasbourg

9. Danksagung

Prof. Jörg Breikreutz danke ich ganz herzlich für die freundliche Aufnahme in seinen Arbeitskreis, die Überlassung eines interessanten und aktuellen Themas, sowie die Unterstützung und die immerwährende Diskussionsbereitschaft. Darüber hinaus ermöglichte er mir die Teilnahme an zahlreichen internationalen Kongressen, Fort- und Weiterbildungen und Forschungsaufenthalten. Dafür möchte ich mich besonders bedanken.

Bei *Prof. Peter Kleinebudde* möchte ich mich für die Übernahme des Koreferats und für seine Hilfsbereitschaft, Diskussionen und Anregungen während meiner Zeit am Institut bedanken.

I thank *Prof. Renata Jachowicz* and the members of her team at the University of Krakow for the friendly hospitality at her institute and the opportunity to work with the modified Rotating Shaft Disintegration Apparatus developed by and belonging to her laboratory. A special thank goes to *Witold Brzniak* for his kind introduction into the disintegration testing, his support, advice and the e-mail correspondence.

Der *Firma Bose*, insbesondere *Rainer Böhm* danke ich für die Bereitstellung des Electro® Force Instruments und für die Einführung und Unterstützung bei den Zerfallsuntersuchungen.

Dr. Markus Thommes danke ich für seine jederzeitige Hilfsbereitschaft, Ansprechbarkeit und Diskussionsbereitschaft. Für die Betreuung zum Fachapotheker danke ich *Dr. Klaus Knop.*

Bei *Stefan Stich* möchte ich mich für die Modifizierung der Zerfallsapparatur für die Kombination mit der faseroptischen UV-Sonde bedanken.

Den Studenten *Hatice Bas* und *Khadija Bentouhami* danke ich für die Zusammenarbeit bei der Herstellung und Analytik der ODMTs aus den physikalischen Mischungen und Trockengranulaten. Weiterhin möchte ich mich bei *Indira Hodzic* für die die gute Zusammenarbeit während der Zeit ihrer Diplomarbeit am Institut danken sowie *Viviane Klingmann* und *Natalie Spomer* für die Zusammenarbeit im Rahmen der Minitabletten-Akzeptanzstudie.

Carl Moritz Wagner danke ich für die Unterstützung bei der Herstellung der Trockengranulate. *Katharina Wörtz* und *Maren Preis* danke ich für die Einführung in die Anwendung der elektronischen Zunge und die Auswertung der Daten. *Rieke Witzleb* danke ich für die Anfertigung der REM-Aufnahmen und *Christian Mühlenfeld* für die Bereitstellung des α-Mannitols und der Hilfestellung bei den röntgendiffraktometrischen Messungen

Außerdem möchte ich mich bei all den lieben Menschen bedanken, die mich so herzlich am Institut aufgenommen haben bzw. die diese schöne Zeit mit mir zusammen verbracht haben. Insbesondere möchte ich mich bei *Cornelia Krüger*, für den wissenschaftlichen und privaten Austausch, auch über die gemeinsame Bürozeit hinaus, bedanken.

Zum Schluss danke ich *meinen Eltern*, meiner Schwester *Kerstin* und *Klaus* für die großartige Unterstützung.